AF884900

MANIFESTACIÓN ORGÁSMICA

VENUS O'HARA

MANIFESTACIÓN ORGÁSMICA

UTILIZA TU ENERGIA SEXUAL PARA TRANSFORMAR TU VIDA

Ediciones Luciérnaga

Me dedico este libro a mí misma, a mi perseverancia, a mi fe en mí misma y a mi espíritu luchador. Gracias a estas cualidades, descubrí la práctica de la manifestación orgásmica y ahora puedo compartirla contigo en estas páginas.

La lectura abre horizontes, iguala oportunidades y construye una sociedad mejor.
La propiedad intelectual es clave en la creación de contenidos culturales porque sostiene el ecosistema de quienes escriben y de nuestras librerías.
Al comprar este libro estarás contribuyendo a mantener dicho ecosistema vivo y en crecimiento.
En Grupo Planeta agradecemos que nos ayudes a apoyar así la autonomía creativa de autoras y autores para que puedan seguir desempeñando su labor.
Dirígete a CEDRO (Centro Español de Derechos Reprográficos) si necesitas fotocopiar o escanear algún fragmento de esta obra. Puedes contactar con CEDRO a través de la web www.conlicencia.com o por teléfono en el 91 702 19 70 / 93 272 04 47.

© del texto: Venus O'Hara, 2024.
© de las fotos de interior: archivo autora; Shutterstock
© de las fotos de cubierta: Shutterstock / svtdesign

Diseño de la cubierta: Planeta Arte & Diseño

Primera edición: septiembre de 2024

© Edicions 62, S. A., 2024
Ediciones Luciérnaga
Av. Diagonal, 662-664
08034 Barcelona
www.planetadelibros.com

ISBN: 978-84-19996-41-1
Depósito legal: B. 4.075-2024

Impreso en España – *Printed in Spain*

PEFC Certificado
Este libro procede de bosques gestionados de forma sostenible
PEFC
PEFC/14-38-00305
www.pefc.es

SUMARIO

INTRODUCCIÓN

Querido lector o lectora:

Quiero expresarte mi más sincero agradecimiento por unirte a mí en este viaje transformador hacia la creación de una nueva realidad a través de los orgasmos. La manifestación orgásmica es un tema que posee un significado muy especial para mí, y estoy emocionada por poder compartir mis conocimientos, mi visión y mis experiencias contigo.

Tu compañía en este viaje significa mucho para mí, y espero que encuentres en estas páginas la inspiración y el poder para transformar tu vida de manera extraordinaria.

La manifestación orgásmica es un camino reservado para aquellos con una mente abierta, que disfrutan plenamente de su sexualidad y están dispuestos a explorar más allá de lo convencional. Combinar el sexo con lo esotérico puede parecer extravagante para algunos, pero invito a cada lector o lectora, independientemente de sus creencias, a probarlo por sí mismo o misma con una mente abierta, siguiendo las pautas de este libro.

Desde que descubrí esta práctica en marzo de 2018, mi viaje ha sido de constante aprendizaje, explorando recursos en internet y leyendo numerosos libros sobre el tema. Aunque no todo lo que he encontrado resuena en mí, he sido selectiva al incorporar elementos que se ajustan a mi proceso individual, aunque también trataremos el tema de la magia en pareja.

Al principio, mi práctica era tan simple como tener una intención y dedicar mi orgasmo a ella; pero con el tiempo, mi práctica se ha enriquecido con elementos como afirmaciones, música terapéutica, piedras preciosas y el seguimiento de las fases lunares.

Este libro no pretende ser una guía completa, sino más bien compartir mi propio viaje de descubrimiento y las prácticas que han funcionado para mí.

Confieso que esta obra es el resultado de mi propia magia sexual: desde visualizar el proceso de escribir este libro hasta imaginar tenerlo entre mis manos o recibir los primeros ejemplares y, ahora, imaginarte a ti leyéndolo.

Para escribir este libro, el proceso creativo ha fluido de una manera excepcional, como nunca antes lo había experimentado en ninguna otra obra que haya realizado. A pesar de que han pasado diez años desde la última vez que escribí en castellano (soy británica), parece que estoy canalizando esta obra directamente desde lo divino. Estoy emocionada por compartir este regalo contigo en las páginas de este libro.

En la primera parte, descubriremos el verdadero poder de la energía sexual, incluyendo qué es la manifestación orgásmica y mi historia personal de cómo descubrí esta práctica.

En la segunda parte, nos sumergiremos en las técnicas de la manifestación orgásmica, desde las básicas hasta cómo erotizar nuestros deseos, utilizar sigilos y la manifestación orgásmica sin orgasmos, y cómo practicar en pareja.

En la tercera parte, exploraremos los potenciadores de la magia sexual, como las afirmaciones, los ritmos binaurales, las frecuencias Solfeggio, las piedras preciosas, los aceites esenciales y las fases lunares.

Finalmente, en la cuarta parte, aprenderemos cómo medir el éxito en nuestra práctica, utilizando herramientas como el diario mágico y comprendiendo el poder de la rendición y el desapego, el proceso de la manifestación y descubrir qué hacer cuando nuestra magia no da los resultados que esperamos.

¡Prepárate para un viaje transformador hacia la manifestación orgásmica!

Con gratitud,

Tu guía,

Venus O'Hara

Disclaimer

Este libro proporciona información detallada sobre diversas técnicas y prácticas de manifestación orgásmica para ayudarte a alcanzar tus metas y sueños. Sin embargo, es importante tener en cuenta que los resultados pueden variar y no podemos garantizar que estas técnicas funcionen de la misma manera para todos los lectores. La efectividad de las prácticas de la manifestación orgásmica depende de una variedad de factores individuales y circunstancias únicas. Recomendamos utilizar estas herramientas como complemento a tus esfuerzos y tomar en cuenta que los resultados pueden requerir tiempo, paciencia y dedicación. Además, este libro no sustituye el asesoramiento profesional ni médico. Es responsabilidad del lector aplicar las técnicas con discreción y bajo su propio riesgo.

LO QUE NECESITARÁS

- **Un cuaderno de deseos:** aquí plasmarás todos esos sueños y metas que esperas convertir en realidad. Deja que cada página sea testigo de tus aspiraciones más elevadas.
- **Un cuaderno de *journaling*:** en él puedes escribir sobre tu vida ideal en tiempo presente, detallando cómo te sientes, qué haces y cómo te relacionas con el mundo desde la perspectiva de que tus sueños ya se han hecho realidad.
- **Un cuaderno con páginas lisas para crear sigilos:** utiliza este espacio para dibujar sigilos, esos símbolos poderosos cargados de intenciones. Es el arte de convertir tus deseos en diseños mágicos.
- **Un cuaderno para tu diario mágico:** para anotar rituales, tus prácticas o las impresiones que recibas de tus meditaciones y trabajos espirituales.
- **Una mente abierta hacia la sexualidad y el esoterismo:** imprescindible para explorar sin prejuicios y con curiosidad las profundidades de estas antiguas prácticas.
- **Ganas de aprender:** el ingrediente secreto que potenciará tu viaje mágico. Con un espíritu entusiasta, estarás siempre preparado o preparada para descubrir y abrazar los misterios del universo.

Con todo esto, ya podemos comenzar esta aventura espiritual y transformadora a través de la manifestación orgásmica.

¡Comenzamos!

PRIMERA PARTE

El poder de la energía sexual

Capítulo 1

¿QUÉ ES LA MANIFESTACIÓN ORGÁSMICA?

> Probablemente ya sepas que el sexo puede ser una experiencia mágica, pero es posible que no estés al tanto de que la magia puede ser una experiencia sexual.
>
> MARGOT ANAND

La manifestación orgásmica, también conocida como magia sexual, es una práctica esotérica que combina elementos de la magia, la espiritualidad y la sexualidad con el objetivo de alcanzar estados elevados de conciencia, manifestar deseos y potenciar la conexión con lo divino. En la magia sexual, se utiliza la energía sexual como una herramienta para la transformación personal y espiritual.

En términos simples, la manifestación orgásmica implica canalizar y dirigir tu energía sexual y tu orgasmo hacia una intención específica, un deseo o una realidad que anhelas que se manifieste en tu vida. Este enfoque transforma las prácticas sexuales tradicionales, ya que la atención se desplaza del placer físico o el bienestar emocional que se experimenta durante la masturbación o el sexo en pareja, hacia metas y objetivos no sexuales.

Es decir, puedes canalizar tu energía sexual hacia objetivos que no tienen nada que ver con el sexo, como cambiar de trabajo, mejorar tu calidad de vida o cualquier otra realidad que desees crear. Quizá no suene muy sexi, pero déjame explicarte cómo lograrlo sin sacrificar el placer. De hecho, te darás cuenta de que la energía sexual no solo es fuente de placer, sino también una fuerza mucho más poderosa de lo que podrías imaginar.

La ley de la atracción

Definitivamente, la manifestación orgásmica comparte similitudes con la ley de la atracción, que es un tema mucho más conocido. La ley de la atracción es un principio popularizado por el libro *El secreto*, escrito por Rhonda Byrne.[1] Según esta ley, los pensamientos y las emociones tienen una energía que puede atraer cosas similares a nuestra vida.

Tanto la magia sexual como la ley de la atracción se centran en el poder de la intención y la energía para crear la realidad deseada. La ley de la atracción es un principio metafísico que sostiene que nuestros pensamientos y nuestras emociones tienen el poder de influir en los resultados de nuestras vidas. Según este principio, atraemos hacia nosotros lo que pensamos y lo que sentimos, ya sean experiencias positivas o negativas. En resumen, lo que piensas, lo atraes.

Al igual que con la ley de la atracción, en la magia sexual es fundamental creer que aquello que deseas manifestar ya forma parte de tu realidad presente. Es beneficioso incluir la sensación de gratitud por tener ese objeto o esa situación en tu vida. Tanto la magia sexual como la ley de la atracción enfatizan la importancia de la intención clara y la visualización positiva como medios para lograr objetivos.

Veo la ley de la atracción como un estado vibracional en el que sintonizo con la frecuencia de lo que deseo manifestar de forma permanente. Es como estar en un estado constante de alineación con mis objetivos y deseos. Es decir, que los pensamientos y las emociones positivas atraen experiencias positivas, mientras que los pensamientos y las emociones negativas atraen experiencias negativas.

Por otro lado, considero la magia sexual como una práctica que aplico en momentos específicos, es decir, durante experiencias sexuales, para dirigir conscientemente mi energía hacia mis metas y deseos. Creo que ambas pueden combinarse de manera efectiva y, personalmente, creo que la magia sexual puede potenciar la ley de la atracción al enfocar y amplificar la energía sexual hacia la manifestación de mis deseos más profundos.

La manifestación orgásmica, a veces, se practica dentro de tradiciones espirituales y ocultistas específicas, como el tantra, la *wicca*

1 Barcelona, Urano, 2007.

y otras formas de brujería; sin embargo, la ley de la atracción es un concepto más generalizado, que ha ganado popularidad en la espiritualidad moderna y el desarrollo personal. Mientras que la magia sexual puede involucrar prácticas rituales y técnicas específicas, la ley de la atracción es más un principio filosófico que puede aplicarse en diversos aspectos de la vida cotidiana sin la necesidad de rituales elaborados.

Hay que tener en cuenta que la magia sexual es una práctica avanzada y puede no ser adecuada para todos. Requiere un entendimiento profundo de los principios mágicos y espirituales, así como un enfoque consciente y responsable de la sexualidad.

Es importante practicar la magia sexual de manera ética y responsable, respetando los límites personales y los de los demás, y asegurándose de que todas las prácticas sean consensuadas y mutuamente beneficiosas. La integridad y la ética son fundamentales en cualquier forma de magia, incluida la sexual. Así que, ¡con buenas intenciones siempre!

Magia

Cuando hablamos de magia en un contexto más profundo y espiritual, no nos referimos al truco de sacar conejos de sombreros que vemos en espectáculos de entretenimiento. La magia en este sentido se refiere a una práctica que va más allá de lo que la ciencia puede explicar.

Esta forma de magia está arraigada en la creencia en fuerzas y energías invisibles que existen en el universo y que pueden ser manipuladas o canalizadas por aquellos que poseen el conocimiento y la habilidad adecuados. Se trata de una práctica que busca comprender y trabajar con las fuerzas ocultas de la naturaleza y del ser humano para lograr objetivos concretos, ya sea la sanación, la protección, la manifestación de deseos o el desarrollo personal y espiritual.

La magia, en este sentido, puede manifestarse de diversas formas, como la magia ritual, la magia de hechizos o la magia de invocación, entre otras. A menudo, involucra el uso de herramientas simbólicas, como velas, cristales, hierbas y rituales específicos para canalizar y dirigir la energía hacia un propósito determinado.

Aunque —como decíamos— este tipo de magia no puede ser fácilmente explicada por la ciencia, para quienes la practican y creen en ella es una fuerza muy real y poderosa que puede tener un impacto significativo en sus vidas y en el mundo que los rodea. Es una práctica que requiere fe, intuición y una profunda conexión con el universo y con uno mismo.

No se puede ofrecer una respuesta científica que respalde la magia, ya que no es algo que pueda ser comprobado en condiciones de laboratorio. La única manera de saber si la magia funciona es experimentándola personalmente.

Historia

La manifestación orgásmica no es un concepto nuevo. A lo largo de la historia, la magia sexual ha sido practicada en diversas formas por diferentes culturas. En excavaciones y estudios sobre la antigüedad, se han encontrado evidencias de prácticas relacionadas con la magia sexual en culturas de todo el mundo, incluidas las civilizaciones egipcia, mesopotámica, griega y romana. En estas culturas, se creía que el sexo tenía poderes místicos y se utilizaba en rituales religiosos, ceremonias de fertilidad y prácticas de magia.

Una de las tradiciones más influyentes en la historia de la magia sexual es el tantra, una práctica espiritual originaria de la India que se remonta al menos al primer milenio después de Cristo. El tantra enfatiza la conexión entre el sexo y la espiritualidad, y utiliza técnicas específicas de respiración, meditación y visualización para canalizar la energía sexual y alcanzar estados elevados de conciencia.

En diversas tradiciones paganas, la sexualidad se consideraba una fuerza poderosa y sagrada que podía ser utilizada para fines espirituales, mágicos y de sanación. Se practicaban rituales sexuales como parte de celebraciones religiosas y festivas, con el objetivo de honrar a los dioses y a las diosas asociados con la fertilidad, el amor y la naturaleza. Estos rituales implicaban la unión sexual entre sacerdotes y sacerdotisas, o entre individuos que buscaban conectarse con lo divino a través del acto sexual.

En la Europa medieval, los alquimistas exploraron la relación entre el sexo y la transformación espiritual en sus prácticas alquímicas. Se creía que el acto sexual podía alquimizar el cuerpo y el alma, permitiendo la transmutación de la materia, necesaria para obtener la piedra filosofal, que simbolizaba la perfección espiritual.

En los siglos XIX y XX, figuras influyentes del ocultismo y de la magia moderna, como Aleister Crowley, Gerald Gardner y Anton LaVey, exploraron y promovieron la magia sexual como parte de sus sistemas mágicos y filosofías espirituales. Crowley, en particular, desarrolló prácticas de magia sexual dentro de su filosofía de vida, llamada *thelema*, que incluían a rituales sexuales destinados a alcanzar la iluminación espiritual.

En la actualidad, la magia sexual sigue siendo una parte importante de diversas prácticas mágicas y espirituales, incluidas algunas formas de *wicca*, brujería moderna y sistemas de magia ceremonial. También ha habido un resurgimiento del interés por el tantra y por otras prácticas orientales que incorporan la sexualidad como una herramienta para el crecimiento personal y espiritual.

La manifestación orgásmica está ganando popularidad en las redes sociales, donde personas de todo el mundo comparten experiencias, técnicas y testimonios sobre cómo esta práctica ha impactado positivamente en sus vidas. Desde publicaciones en Instagram hasta vídeos en YouTube y TikTok, la consciencia virtual de esta práctica está creciendo. La accesibilidad de las redes sociales ha permitido que esta práctica sea más visible y accesible para aquellos que buscan explorar nuevas formas de empoderamiento personal y crecimiento espiritual.

PUNTOS CLAVE

- La manifestación orgásmica es una práctica esotérica que combina elementos de magia, espiritualidad y sexualidad con el propósito de alcanzar estados elevados de conciencia y manifestar los deseos.
- La energía sexual se utiliza como una herramienta para la transformación personal y espiritual, canalizándola hacia una intención específica o deseo.
- Comparte similitudes con la ley de la atracción, ya que ambas se centran en el poder de la intención y la energía para crear la realidad deseada.
- Es importante creer que lo que deseas ya forma parte de tu realidad presente y expresar gratitud por ello.
- La práctica ética y responsable es fundamental, respetando los límites personales y asegurando el consentimiento mutuo en cualquier interacción. Y ¡siempre buenas intenciones!
- La historia de la manifestación orgásmica se remonta a diversas culturas antiguas, como la egipcia, la mesopotámica, la griega y la romana, en las que el sexo tenía poderes místicos y se utilizaba en rituales religiosos y prácticas de magia.
- El tantra es una de las tradiciones más influyentes en la historia de la magia sexual, ya que enfatiza la conexión entre el sexo y la espiritualidad.
- Figuras influyentes en el ocultismo moderno, como Aleister Crowley, Gerald Gardner y Anton LaVey, exploraron y promovieron la magia sexual como parte de sus sistemas mágicos y filosofías espirituales.
- En la actualidad, la manifestación orgásmica está ganando popularidad en las redes sociales, donde la comunidad comparte experiencias, técnicas y testimonios sobre cómo esta práctica ha impactado positivamente en sus vidas.

Capítulo 2

MI HISTORIA: CÓMO DESCUBRÍ LA MAGIA SEXUAL

> Al principio, los sueños parecen imposibles, luego improbables y eventualmente inevitables.
>
> CHRISTOPHER REEVE

En marzo de 2018, desde el exterior, mi vida parecía casi perfecta. Disfrutaba de un trabajo divertido escribiendo reseñas de juguetes eróticos y compartía contenido sobre mi estilo de vida y mi filosofía de la sexualidad. Me identificaba como una «activista del orgasmo femenino», un rol que había creado y que me brindaba una gran satisfacción al cumplir un propósito de vida: aumentar la conciencia orgásmica de las mujeres. En otras palabras, me dedicaba a crear contenidos sobre sexualidad.

Me divertía mucho mientras mejoraba las vidas íntimas de los demás a través de mis contenidos. No hay muchas formas de activismo que ofrezcan diversión al mismo tiempo que generan un impacto positivo en el mundo.

Un detalle de mi vida que siempre generaba una profunda paz interior, gratitud y a veces hasta envidia en los demás era el hecho de que no había utilizado un despertador desde el 2009. Cada mañana, me despertaba de forma natural. Esta práctica no tiene precio. Transformó mis mañanas, permitiéndome comenzar el día con calma, disfrutar de un desayuno saludable sin apuros y dedicar tiempo a la meditación. Algunas personas me decían que les resultaría imposible dormir sin un despertador porque temían que dormirían demasiado. Sin embargo, según mi experiencia, dormía menos horas, pero de una calidad mucho mejor.

Vivía en un ático junto a la playa en Barcelona. Todas las mañanas, me dirigía a la playa para presenciar la salida del sol. Sentir los primeros rayos en mi rostro era como recibir una bendición divina. Cada día era diferente, dependiendo de la cantidad de nubes en el cielo. Comenzar mi jornada de esta manera me llenaba de gratitud. Además, mi vida sentimental iba bien y contaba con alguien que me apoyaba mucho.

A pesar de estas alegrías, cada día de mi vida era un desafío desde una perspectiva más cercana.

A pesar de disfrutar mi trabajo, la vida como autónoma es impredecible e inestable, una lucha constante. Además, las deudas acumuladas pesaban sobre mí, y mis ingresos apenas alcanzaban para cubrir mis gastos.

Pero lo más desafiante era la carencia de una almohada. Colocaba mi cabeza sobre una manta doblada y dormía en un colchón viejo y blando que ya estaba en el piso cuando me mudé. Ni siquiera quiero imaginar lo que había sucedido en él antes de convertirse en mi cama. Siempre me dolía el cuello y mi espalda estaba destrozada. A pesar de vivir junto a la playa en un ático con terraza, el frío resultaba insoportable debido al deficiente aislamiento.

Pasaba mucho tiempo sola. Además, justo un año antes, mis mejores amigos se habían marchado de Barcelona. Debido a la naturaleza transitoria de la ciudad, me encontraba reconstruyendo mi vida social desde cero una y otra vez, a pesar de los años que llevaba aquí.

Lo positivo de esta situación fue que, justo cuando mis amigos se fueron, decidí dejar de beber y fumar. Buscaba una vida social más diurna y saludable, y esto resultó más sencillo al no tener la tentación de pasar tiempo con personas que disfrutaban más de la vida nocturna. Había encontrado un grupo social que organizaba cenas en los mejores restaurantes veganos de la ciudad. Disfrutaba pasando el tiempo con ellos, ya que llevaba años sin consumir carne y siempre era la «rara» del grupo por no querer comer jamón. En cambio, con mis amigos que seguían una dieta *plant-based* me sentía totalmente integrada.

Tenían planeada una cena para un viernes por la noche y estaba ansiosa por asistir, ya que anhelaba el contacto humano. El menú solo costaba quince euros, pero no estaba segura de si me lo podía permitir, sobre todo porque era principios de mes y la semana siguiente tenía que pagar el alquiler y enfrentar otros gastos mensuales.

Después de darle muchas vueltas, decidí ir. A pesar de tener que vigilar cada euro, me lo pasé genial. Sin embargo, mi sensación de escasez empeoró cuando tuve que volver a casa a pie bajo una fuerte lluvia, ya que no tenía dinero para coger un taxi. Desde entonces, no he vuelto a sentirme tan desesperada económicamente, gracias a lo que estaba a punto de descubrir. Pero necesitaba enfrentar un poco más de sufrimiento antes de comenzar a recuperarme.

Al día siguiente, la mezcla de incertidumbre, agotamiento emocional y soledad que sentía era abrumadora. Decidí ir a la playa y sentarme en la arena mirando las salvajes olas mientras reflexionaba sobre mi vida. Sabía que algo tenía que cambiar, pues me sentía emocionalmente agotada. A pesar de mi desesperación, me di cuenta de que no podía rendirme. Había superado desafíos más grandes que aquel.

Tenía que encontrar una solución, sí o sí.

Volví a casa con la misión de buscar contenidos de autoayuda en internet. No recuerdo exactamente qué términos escribí, pero rápidamente encontré el libro *Piense y hágase rico* de Napoleon Hill[1] entre los resultados. Este libro, publicado originalmente en 1937, es el libro de éxito más vendido del mundo y aborda la mentalidad de la abundancia en el ámbito profesional y financiero. Aunque ya había escuchado el título, mi interés aumentó significativamente cuando descubrí que incluía un capítulo titulado «El misterio de la transmutación del sexo».

El significado de la palabra *transmutar* es, en lenguaje sencillo, «el cambio, o transferencia, de un elemento, o forma de energía, en otro».

La emoción del sexo produce cierto estado mental.

Debido a la ignorancia que se tiene sobre el tema, este estado mental suele asociarse con el físico, y debido a influencias incorrectas a las que la mayoría de las personas han estado sometidas en el

1. Barcelona, Obelisco, 2012.

proceso de adquisición de conocimiento sobre el sexo, han dejado bastante de lado los aspectos mentales.

La emoción del sexo tiene en el fondo de sí misma la posibilidad de tres potencialidades constructivas, que son:

1. La perpetuación de la humanidad.
2. El mantenimiento de la salud (no tiene parangón como agente terapéutico).
3. La transformación de la mediocridad en genio a través de la transmutación.

La transmutación del sexo es fácil y sencilla de explicar. Significa el cambio de la mente desde pensamientos de expresión física, a pensamientos de alguna otra naturaleza.[2]

¿Por qué había un capítulo sobre sexualidad en un libro de desarrollo personal? Me quedé perpleja, pero con el deseo de descubrir más detalles. En ese momento, llevaba nueve años dedicada profesionalmente a crear contenidos sobre la sexualidad y pensaba que ya conocía muy bien el tema. Descubrir que el sexo tenía una función que iba mucho más allá del placer o de la procreación fue como encontrar una habitación secreta, en una casa que creía conocer perfectamente, donde, repente, descubría una puerta oculta.

En aquel capítulo de *Piense y hágase rico,* Napoleon Hill explora el concepto de *transmutación sexual* como una parte fundamental de su filosofía del éxito. Según Hill, la energía sexual es una de las fuerzas más potentes en la vida de una persona y puede ser redirigida hacia la creatividad, la productividad y el logro de objetivos.

Hill enfatiza la importancia del autocontrol en este proceso, argumentando que la incapacidad para controlar los impulsos sexuales puede llevar a la distracción y al agotamiento. Para respaldar su argumento, Hill cita ejemplos de personas exitosas como Thomas Edison y Henry Ford, quienes, supuestamente, aplicaron la transmutación sexual para alcanzar sus metas.

En resumen, el capítulo sobre el misterio de la transmutación y el sexo en *Piense y hágase rico* invita a reconocer la energía sexual

2. Hill, *Piense y hágase rico, op. cit.,* cap. 11, pág. 178.

como una fuente de motivación y a utilizarla de manera constructiva para alcanzar el éxito en diversos aspectos de la vida.

Hill reconocía que el impulso sexual podía ser una fuerza constructiva o destructiva, dependiendo de cómo se usara y, sobre todo, de la intención detrás de su utilización.

La simple posesión de esa energía no basta para producir un genio. La energía tiene que ser transmutada de un deseo de contacto físico en alguna otra forma de deseo y acción, antes de que le eleve a uno al estatus de genio. Lejos de convertirse en genios gracias a unos grandes deseos sexuales, la mayoría de los hombres se degradan a sí mismos con una mala interpretación y utilización de esa gran fuerza, hasta alcanzar el estatus de animales inferiores.[3]

A pesar de encontrar fascinante el concepto de *transmutación sexual*, al mismo tiempo me parecía una forma de negar el orgasmo. Como probadora de juguetes eróticos y activista del orgasmo, no quería renunciar a mis propios orgasmos para tener éxito en la vida. Siempre había sido muy sexual, con una libido muy alta. Sentía curiosidad por descubrir si existían otras técnicas para utilizar la energía sexual y manifestar la vida de mis sueños, y eso es exactamente lo que buscaba.

Fue entonces cuando encontré el vídeo de una *influencer* espiritual estadounidense llamada Teal Swan. En él, explicaba cómo utilizar la energía orgásmica para alcanzar tus deseos. Me quedé sin palabras mientras absorbía todo lo que explicaba. Descubrí que podía masturbarme y alcanzar el orgasmo, pero que debía hacerlo con intención y soltar mi deseo en el momento del clímax.

Había encontrado lo que buscaba. Al día siguiente, domingo, comencé a practicar la magia sexual. Me masturbaba con una intención, enfocándome en aquello que quería convertir en realidad. Justo antes de alcanzar el clímax, soltaba mi deseo al universo. En aquel momento, pensé en aguacates y anacardos. Cerré los ojos e imaginé la textura y el sabor de ambos en mi boca. Me encantan los aguacates y los anacardos, pero en ese momento económico difícil, no podía permitirme comprarlos. Representaban la abundancia

3. *Ibidem,* cap. 11, pág. 189.

para mí. Visualicé estar en el supermercado comprándolos como ingredientes para hacer una superensalada grande y saludable.

Cuando llegó el lunes, recibí el pago de una factura que había vencido hacía meses y que casi había olvidado, ya que tenía dudas sobre si el cliente la abonaría. Estuve agradecida de poder pagar el alquiler sin problemas y de ir al supermercado a comprar aguacates y anacardos. Sonreí con satisfacción al pagar mi compra y, al volver a casa, hice una ensalada que nunca olvidaré. Me sentí orgullosa de mi pequeña victoria e inspirada para seguir con mi práctica de magia sexual.

Era el 5 de marzo de 2018, y durante el resto del mes practiqué la magia sexual a diario. Inventé mi propia técnica (más adelante, en el capítulo 7, te hablaré de lo que yo denomino *erotizar el deseo*) y como resultado, mis rituales masturbatorios cambiaron. Por ejemplo, antes de descubrir la manifestación orgásmica, mi método era muy básico. Solo pensaba en cosas que estimulaban mi imaginación erótica hasta llegar al orgasmo. No tardaba mucho. Sin embargo, ahora era diferente. Cada sesión de autoamor tenía una intención, y durante la fase de estimulación —en la que dependía de mis fantasías sexuales— imaginaba que ya había conseguido aquello que deseaba. Me enfocaba en las sensaciones y las emociones que esto me producía, igual que se hace cuando se practica la ley de la atracción, salvo que en mi caso formaba parte de una fantasía erótica.

Al disponer de una gran imaginación, no me costaba mucho hacerlo. Si no es tu caso, no te preocupes, porque te explicaré otras técnicas para que puedas imaginar pagar tus deudas mientras te masturbas. Ya sé que a muchos eso les quitaría todo el deseo sexual...

Puesto que había multitud de cosas pasando por mi cabeza mientras me estimulaba, tardé el doble de lo normal en alcanzar el clímax. Ver que funcionaba me inspiraba a seguir. Durante los siguientes meses, mi vida empezó a cambiar y empecé a disfrutar de una abundancia y de un nivel de confort que nunca me había imaginado. También mi vida personal y social se transformó. Pagué todas mis deudas, cambié de piso a uno mucho más grande y cómodo, con buen aislamiento, y compré todos los muebles. Estoy viviendo una vida privilegiada en Barcelona con buenas amistades y una vida social increíble, además de otras bendiciones. Ahora guardo un diario mágico en el que apunto todos mis orgasmos y sus intenciones (te contaré más sobre esta práctica en el capítulo 16). Sin entrar en detalles, diré que cuando miro las páginas de mi diario mágico, puedo comprobar que he conseguido casi todo lo que he deseado.

Han pasado varios años desde que descubrí esta práctica y, con el tiempo, he refinado las técnicas, he leído muchos libros e incorporado ideas que resonaban en mí. Ahora practico la magia sexual con varias técnicas que compartiré contigo en estas páginas.

De hecho, he compartido mis técnicas con mis amigos, en sesiones de *coaching* y talleres, y otras personas han conseguido gracias a ello logros más grandes que los míos. Me alegra por ellos, pero también me doy cuenta de que debo pensar más «a lo grande» y seguir trabajando en mis creencias limitantes. Todo es parte de un proceso. Al escribir esto, años después, al recordar aquel fin de semana de desesperación que cambió mi vida, noto cuánto he evolucionado y me alegra enormemente.

Espero que te sea tan útil como lo ha sido para mí.

Capítulo 3

EL PODER SEXUAL

> El sexo es la puerta a algo muy poderoso y místico, pero el cine generalmente lo presenta de un modo muy seco.
>
> DAVID LYNCH

La sexualidad: un poder omnipresente

El sexo es un tema intrigante. Es como el elefante en la habitación, su presencia es potente y su influencia se siente en todos los lados: desde la publicidad hasta la moda, los vídeos musicales y las letras de canciones. Sin embargo, hablar de sexo en muchos entornos sigue siendo un tabú y nos cuesta abordarlo con naturalidad.

El sexo no es tabú porque es pecado. Es tabú porque es poderoso.

Se dice que el sexo vende, pero, en realidad, vende todo menos sexo. Por ejemplo, se puede usar la sexualidad para promocionar un coche de lujo o un perfume, insinuando que poseer dicho objeto o usar cierto producto aumentará nuestro atractivo sexual. Sin embargo, este enfoque no funciona tan bien con productos relacionados con el placer sexual. En el caso de lubricantes, preservativos o juguetes eróticos, a menudo es más efectivo presentarlos como artículos de bienestar o de salud en lugar de objetos de placer, ya que hablar abiertamente de ellos puede resultar incómodo y no vender tanto.

A pesar de ser un tema tabú y a menudo motivo de vergüenza, la sexualidad subyace en muchas decisiones de nuestra vida, especialmente en lo sentimental y en aspectos tan cotidianos como nuestra forma de vestir, peinarnos o maquillarnos. Aunque no siempre sea de manera consciente, es común que nos arreglemos para aumentar nuestro atractivo sexual o simplemente para sentirnos bien con nosotros mismos o con nosotras mismas.

Es innegable que la sexualidad tiene un poder omnipresente, aunque muchas veces silenciado. No es fácil hablar abiertamente de ello en redes sociales, medios de comunicación o ciertos entornos, ya que puede ser considerado provocador, vulgar o incluso estar prohibido. Además, la falta de educación sexual adecuada contribuye a mantener este tema en la clandestinidad, haciendo que nos cueste hablar de él de forma natural y desenfadada.

Yo creo que esta prohibición existe porque la sexualidad es increíblemente poderosa, y no porque sea inherentemente mala. Muchas veces no somos conscientes del poder que reside en nuestra sexualidad. Imagina un mundo donde las personas comprendieran cómo utilizar esta fuerza para mejorar sus vidas, especialmente en aspectos no sexuales. Aquí es donde entra en juego la práctica de la magia sexual: aprender a dirigir y manejar este poder para beneficio propio y el de todos.

Como dijo Napoleon Hill en su obra *Piense y hágase rico*, la sexualidad puede ser una fuerza tanto constructiva como destructiva, dependiendo de cómo se canalice y controle. Es necesario comprender su potencial y aprender a utilizarla de manera responsable y consciente. En un mundo donde se valorara y se enseñara adecuadamente cómo gestionar este poder, podríamos experimentar un cambio positivo significativo en nuestras vidas.

¿Cuál es el propósito del sexo?

El sexo tiene varios propósitos, abarcando dimensiones tanto biológicas como emocionales. Biológicamente, es un medio de reproducción, que implica la combinación de material genético de dos individuos para la procreación. A nivel emocional, el sexo desempeña un papel fundamental en la formación y el fortalecimiento de vínculos entre parejas, fomentando la confianza y creando una sensación de intimidad en las relaciones románticas. Sirve como una expresión física de amor y de afecto, contribuyendo al bienestar general y a la felicidad de las personas.

Además, el sexo puede ser una fuente de placer, un alivio del estrés y un camino de realización personal. También desempeña un papel en la autoexploración, la expresión personal y la comunicación entre parejas. En general, el propósito del sexo es diverso, reflejando la complejidad de las relaciones humanas y las experiencias individuales.

Durante la mayor parte de mi carrera como activista del orgasmo femenino, mi enfoque ha sido desafiar el tabú en torno al sexo, desmitificarlo y promover el placer. Mi objetivo al escribir sobre sexo era animar a las personas, especialmente a las mujeres, a priorizar su propio placer en lugar de centrarse únicamente en satisfacer a sus parejas. Quería destacar lo que yo llamo la «belleza sexual»: es decir, dar visibilidad a ese vínculo especial que se crea entre dos personas que comparten intimidad. Es una experiencia generosa, conectada y, a veces, emocional.

Creo firmemente que cuando alguien experimenta la auténtica belleza del acto sexual con alguien que realmente le valora, puede mejorar muchos aspectos de la vida que van más allá del propio sexo. La conexión íntima y la satisfacción sexual pueden tener un impacto positivo en la salud emocional, las relaciones interpersonales y la autoestima. Es una parte fundamental del bienestar integral de una persona.

Beneficios del orgasmo

Sabemos que un orgasmo puede proporcionar muchos beneficios para la salud, tanto física como emocional. En cuanto al nivel físico, el orgasmo libera endorfinas y oxitocina, lo que puede ayudar a reducir los niveles de estrés y promover una sensación de bienestar. Ya que relaja, la liberación de endorfinas durante el orgasmo también puede contribuir a un mejor sueño y, por tanto, a aliviar el insomnio.

Otro beneficio es que estas endorfinas pueden, asimismo, actuar como analgésicos naturales, lo que ayuda a aliviar el dolor temporalmente. Además, algunos estudios sugieren que el sexo regular y los orgasmos pueden fortalecer el sistema inmunológico, ayudando a prevenir enfermedades. Los orgasmos pueden fortalecer los músculos del suelo pélvico, lo que es beneficioso para la salud sexual y reproductiva, así como para prevenir problemas como la incontinencia urinaria.

En cuanto a la salud mental, la liberación de neurotransmisores como la serotonina y la dopamina puede tener un impacto positivo en el estado de ánimo, ayudando a combatir la depresión y la ansiedad. Y, aunque un orgasmo no es necesario para disfrutar de la relación en pareja, compartir experiencias sexuales con orgasmos puede fortalecer la intimidad y la conexión emocional.

Además de los beneficios mencionados, estar conectado con tu sexualidad puede tener un impacto positivo en tu relación con tu cuerpo. Al aceptar y celebrar tu sexualidad, es más probable que sientas comodidad con tu desnudez y te aceptes tal y como eres. Esto puede llevar a una mayor confianza en ti mismo y una mejora en tu autoestima. Al cultivar una relación sana y positiva con tu cuerpo y tu sexualidad, puedes experimentar una sensación más profunda de conexión contigo mismo y una mayor satisfacción en tu vida en general.

Mi independencia orgásmica

Cuando descubrí cómo tener orgasmos en solitario, experimenté un beneficio que no se menciona en las guías sexuales convencionales. Podía alcanzar el orgasmo fácilmente a través de la penetración con un hombre, pero no lograba lo mismo con la estimulación del clítoris, ya sea en pareja o en solitario. Esto no se debía a falta de intentos o a vergüenza; al contrario, siempre he sido muy abierta en cuanto a mi sexualidad y disfrutaba plenamente del acto sexual, a menudo incluso más que mis parejas. Esta situación me llevó a depender emocionalmente de mis parejas; incluso mantuve relaciones que eran tóxicas debido a mi dependencia del buen sexo. Aunque tener múltiples orgasmos suena positivo, en mi caso llevó a una dinámica insana en mis relaciones.

El colmo llegó cuando mantuve una relación en la cual el sexo era asombroso. Los orgasmos siempre eran intensos y algunas veces, múltiples. Pero sabía, en mi corazón y en mi cabeza, que por distintos motivos no teníamos futuro. Finalmente, rompí con aquella persona, a pesar de que mi cuerpo quería seguir y seguir.

Para romper este patrón de mi vida personal, me di cuenta de que era hora de aprender a ser autosuficiente de una vez. Mi compañera de piso de la época sugirió que me comprara un vibrador y se ofreció a acompañarme a una tienda erótica. Incluso antes de entrar en la tienda, habíamos decido que compraríamos el famoso vibrador Rabbit, que habíamos visto en *Sexo en Nueva York*. Habíamos leído tantas buenas reseñas, que tenía que ser espectacular. Había varios modelos y preguntamos a la dependienta su opinión. Las dos compramos el mismo modelo, pero en colores distintos para evitar la confusión. Al llegar a casa, entramos en nuestras habitaciones respectivas para probarlos en seguida.

A pesar de mis esfuerzos, no pude conseguir un orgasmo. Fui al sofá, encendí la tele y decidí esperar a que mi compañera de piso saliera, pero se quedó horas encerrada en su habitación con la música alta para camuflar el sonido de las vibraciones. Cuando por fin abrió su puerta, estaba despeinada y con una expresión de relax total en su cara. «Es una pasada, ¿verdad?», me preguntó, como si estuviera en trance. No puedo negar que me moría de la envidia y me cuestionaba si estaba haciendo algo mal...

Probé más veces, pero no fue hasta un domingo por la mañana, meses más tarde, cuando recogí los beneficios de mi inversión. Ahí estaba tumbada en mi cama experimentando con el Rabbit, y de repente sentí un orgasmo que me cogió completamente por sorpresa. Al sentir el primer espasmo, no aguanté la intensidad del vibrador y tuve que pararlo un instante.

Suspiré un segundo antes de encenderlo de nuevo y dejar que mi cuerpo lo disfrutara al máximo.

Había experimentado muchos orgasmos, pero aquel era especial. Hasta entonces, habían sido a manos de otras personas, nunca había vivido la independencia orgásmica antes.

No puedo negar que este descubrimiento transformó significativamente mis relaciones personales. Gracias a ello, he podido tomar decisiones más acertadas y disfrutar de relaciones más saludables, ya que no dependía exclusivamente de una pareja para experimentar el placer sexual. Además, me ha sido de gran ayuda durante los periodos de soltería al permitirme sobrellevar mejor la abstinencia sexual.

Desde entonces, he buscado un tipo de sexo que estimule no solo mi cuerpo, sino también mi mente y mis emociones, y que me motive a nivel personal. No sentía atracción por tener sexo con desconocidos, prefiriendo utilizar juguetes eróticos en su lugar. Esta elección personal, aunque no convencional, ha sido muy positiva para mí y ha llegado a formar parte de mi misión en mi trabajo como diseñadora y probadora de juguetes eróticos.

Aprender a ser independiente en mi orgasmo tuvo un impacto tan profundo en mí, que se convirtió en el mensaje que deseaba compartir con el mundo. Durante años, me centré únicamente en el placer como una forma de liberación y empoderamiento femenino. Sin embargo, al descubrir que la energía sexual puede ser utilizada para fines más allá del placer, como la transmutación o la magia sexual, experimenté un empoderamiento aún más significativo.

Por supuesto, a pesar de la liberación que sentí al descubrir la masturbación, reconozco que no siempre es una práctica saludable. Algunas personas pueden volverse adictas a la masturbación, y si llega a interferir negativamente en la vida personal, de pareja o laboral, es necesario reevaluar su lugar en nuestras vidas.

En última instancia, todo depende de la intención y del efecto que esta práctica tenga en ti. Es importante ser consciente de cómo afecta a nuestra vida y tomar decisiones saludables en consecuencia.

Yo distingo (o propongo) un esquema de tres niveles de sexualidad.

- Nivel 1: superación de traumas y de la vergüenza sexual.
- Nivel 2: placer e intimidad.
- Nivel 3: poder sexual (manifestación, conexión divina, sanación).

Nivel 1: superación de traumas y de la vergüenza sexual

Para experimentar el verdadero poder de la energía sexual, es fundamental cultivar una relación saludable con tu sexualidad. Esto implica verla como algo natural y positivo que enriquece tu vida, en lugar de asociarla con ideas de suciedad, pecado o vergüenza. Al adoptar una actitud abierta y positiva hacia tu sexualidad, puedes liberarte de inhibiciones y disfrutar plenamente de tu energía sexual de una manera empoderada y liberadora.

La prevalencia del trauma y la vergüenza sexual es una realidad compleja y profundamente arraigada en nuestra sociedad. Muchas personas han experimentado algún tipo de trauma sexual a lo largo de sus vidas, ya sea en forma de abuso, agresión, o situaciones de intimidad no deseada o coercitivas. Estas experiencias pueden dejar cicatrices emocionales profundas y duraderas, generando sentimientos de vergüenza, culpa, y autoestima deteriorada.

Yo creo que es aconsejable intentar superar estos traumas lo mejor posible con ayuda profesional, antes de practicar la magia sexual. A veces, esta andadura es larga, pero lo importante es tener la intención de superarlos.

La vergüenza sexual, en particular, es un fenómeno que afecta a individuos de todas las edades, géneros y orientaciones sexuales. Surge de normas sociales restrictivas, estereotipos de género, y mensajes culturales que transmiten la idea de que el cuerpo y la sexualidad son motivo de juicio y crítica. La vergüenza puede manifestarse de diversas formas, desde la incomodidad con la propia imagen corporal hasta la evitación del contacto sexual o la intimidad emocional.

El trauma sexual, por otro lado, puede tener efectos destructivos en la salud mental, emocional y física de una persona. Puede provocar trastornos de estrés postraumático, depresión, ansiedad, trastornos alimentarios, problemas de sueño y dificultades en las relaciones interpersonales. Además, el trauma sexual puede afectar a la capacidad de una persona para experimentar placer y conexión íntima en el futuro, perpetuando así un ciclo de sufrimiento emocional.

Es importante reconocer que el trauma y la vergüenza sexual no son culpa de la persona que los experimenta. Superar el trauma y la vergüenza sexual es un proceso complejo que requiere tiempo, paciencia y el apoyo adecuado. Considera buscar el apoyo de un terapeuta o consejero especializado en trauma y sexualidad. La terapia puede proporcionar un espacio seguro para procesar tus experiencias, identificar y abordar los efectos del trauma y la vergüenza, y desarrollar estrategias para sanar.

Nivel 2: placer físico del sexo e intimidad

El placer físico del sexo se refiere a las sensaciones y experiencias físicas placenteras que una persona experimenta durante la actividad sexual. Estas sensaciones pueden variar ampliamente de una persona a otra y pueden incluir una combinación de estímulos táctiles, sensoriales y hormonales que generan una sensación de bienestar y satisfacción.

El contacto físico con la piel de la pareja, incluyendo caricias, besos, abrazos y masajes, puede generar sensaciones placenteras en todo el cuerpo. La estimulación de zonas erógenas específicas, como los genitales, los pezones y otras áreas sensibles, puede intensificar el placer físico y contribuir al disfrute sexual.

Durante la excitación sexual, el cuerpo experimenta una serie de cambios fisiológicos que contribuyen al placer físico. Estos cambios pueden incluir la erección del pene en los hombres y la lubricación vaginal en las mujeres, así como el aumento del flujo sanguíneo hacia los genitales y la liberación de hormonas como la dopamina, la oxitocina y la endorfina, que están asociadas con el placer y la satisfacción.

El clímax u orgasmo es el punto culminante del placer físico durante el sexo. En el momento del orgasmo, el cuerpo experimenta una serie de contracciones musculares rítmicas en los genitales, seguidas de una sensación de liberación y alivio. El orgasmo puede estar acompañado de sensaciones de éxtasis, euforia y relajación, y puede variar en intensidad y duración de una persona a otra. Además, como hemos visto antes, tiene muchos beneficios para la salud física y mental.

Además de las sensaciones físicas específicas asociadas con el sexo, muchas personas también experimentan una sensación general de bienestar y conexión emocional durante y después de la actividad sexual. La liberación de hormonas y neurotransmisores asociados con el placer y la felicidad puede contribuir a esta sensación de bienestar, así como la intimidad emocional y la conexión con la pareja.

Muchas personas no disfrutan plenamente de este nivel debido a la vergüenza o a los traumas que han experimentado. Por eso, es crucial haber superado el nivel 1 para alcanzar el nivel 2. Como mencioné anteriormente, durante años, mi trabajo se centraba en dar visibilidad a este segundo nivel, y no sabía que existía algo más poderoso que el placer de un orgasmo, especialmente cuando se combina con la conexión emocional con una pareja.

Pero sí que existe algo aún más potente que el placer...

Nivel 3: poder sexual (sexo sagrado, manifestación, conexión divina, sanación)

Sexo sagrado

En lugar de ver la sexualidad únicamente como un impulso biológico o un acto puramente físico, el sexo sagrado es una forma de experimentar y entender la sexualidad como una expresión divina y sagrada de la energía universal.

En el sexo sagrado, el acto sexual se considera una oportunidad para conectar con lo divino, ya sea a través de la intimidad con un ser querido o a través de la conexión con la energía cósmica. Se enfatiza la importancia de la conciencia plena, del respeto mutuo, de la conexión emocional y de la entrega como aspectos fundamentales de la experiencia sexual.

Hay muchas maneras de experimentar el sexo sagrado. Para algunos, se realizan rituales y ceremonias para honrar y celebrar la conexión divina a través del sexo. Estos rituales pueden incluir elementos como meditación, visualización, mantras, oraciones y prácticas de respiración para enfocar la mente y elevar la energía.

Otros buscan la conexión con lo divino a través de la intimidad sexual y la entrega mutua. La experiencia sexual se considera una forma de experimentar la presencia divina dentro de uno mismo y en la relación con el otro, permitiendo una mayor comprensión y apertura espiritual.

Además del placer y de la conexión, la sexualidad sagrada puede ser una herramienta poderosa para la sanación emocional, física y espiritual. Al permitirnos experimentar la plenitud de nuestra naturaleza humana y conectar con lo divino a través del sexo, puede ayudarnos a liberar bloqueos emocionales, traumas pasados y limitaciones autoimpuestas, y abrirnos a una mayor expresión de amor y plenitud en nuestras vidas.

Practicar el sexo sagrado puede ser una manera de conectar con tu pareja de una manera más profunda, contigo mismo o misma, y con la divinidad y la energía universal. Yo lo considero como sexo con las almas.

Sexo tántrico

Una manera de experimentar el sexo sagrado es a través del tantra. Uno de los conceptos erróneos comunes sobre el sexo tántrico es que implica sexo lento que dura horas. Si bien el tantra enfatiza la desaceleración y estar presente en el momento, no necesariamente significa que los encuentros sexuales deban prolongarse durante periodos prolongados de tiempo.

El tantra es un sistema espiritual y filosófico que tiene sus raíces en las antiguas tradiciones de la India, particularmente en el hinduismo y el budismo. A menudo malinterpretado como una práctica centrada únicamente en el sexo, el tantra es, en realidad, mucho más amplio y profundo que eso.

En cuanto al sexo tántrico se trata más de calidad que de cantidad, centrándose en la conexión profunda, la intimidad y la atención plena en lugar de únicamente en la duración de la actividad sexual. Involucra técnicas como la respiración consciente, el contacto visual y los movimientos sincronizados para mejorar la conexión entre los compañeros y aumentar el placer.

En el tantra, el objetivo no es necesariamente prolongar el orgasmo o retrasar el clímax indefinidamente, sino más bien experimentar estados elevados de excitación y conexión con uno mismo y con la pareja. Si bien algunas prácticas tántricas pueden implicar periodos más largos de actividad sexual, esto no es un requisito ni una característica definitoria del sexo tántrico.

Es importante reconocer que el sexo tántrico es una práctica diversa y multifacética que puede variar enormemente según las preferencias individuales, las intenciones y los niveles de experiencia. La clave es abordarlo con una mente abierta, la disposición para explorar y el deseo de profundizar en la intimidad y la conexión con uno mismo y con la pareja.

Kundalini

La relación entre *kundalini* y energía sexual es significativa en muchas tradiciones espirituales, especialmente en el hinduismo y el tantra. Según estas creencias, la energía *kundalini* reside en la base de la columna vertebral, en el chakra *muladhara* o raíz, y está asociada con la energía vital y la creatividad primordial.

La energía sexual se considera una manifestación poderosa de la energía *kundalini*. Se cree que la activación y el despertar de la *kundalini* pueden ocurrir a través de la canalización y la transmutación de la energía sexual. En algunas prácticas de tantra, se utilizan técnicas específicas de respiración, meditación y movimiento sexual para despertar y elevar la *kundalini* desde su ubicación en la base de la columna vertebral hasta los chakras superiores.

Cuando la energía sexual se canaliza conscientemente y se combina con la conciencia espiritual, se cree que puede actuar como un vehículo para el despertar espiritual y la iluminación. Sin embargo, este proceso debe ser abordado con cuidado y respeto, ya que el despertar de la *kundalini* puede ser una experiencia intensa y transformadora, pero desequilibrante, si no se maneja adecuadamente. Es importante buscar la guía de un maestro experimentado en prácticas espirituales para navegar por este camino de manera segura y efectiva.

La relación entre *kundalini* y magia sexual radica en la creencia de que la energía sexual, cuando se canaliza adecuadamente, puede despertar y elevar la *kundalini* a lo largo de la columna vertebral, a través de los chakras (centros de energía) del cuerpo. Se cree que este proceso de ascenso de la *kundalini* puede conducir a experiencias de iluminación espiritual, expansión de la conciencia y conexión con lo divino.

Sexo taoísta

El sexo taoísta, también conocido como *arte del amor* o *sexo tántrico chino*, es una práctica sexual que se basa en antiguas enseñanzas del taoísmo, una filosofía china que abarca la armonización de la energía vital, el equilibrio de los opuestos y la conexión con la naturaleza. Esta práctica busca integrar la sexualidad con el crecimiento espiritual y la salud física y emocional.

Los taoístas utilizan la energía sexual como parte de su práctica espiritual y de sanación en lo que se conoce como *cultivo de la energía sexual* o *cultivo de la energía vital*. Esta práctica se basa en el concepto de que la energía sexual, conocida como *chi* o *qi* en la tradición taoísta, es una fuerza vital que puede ser canalizada y dirigida para promover la salud, el bienestar y el desarrollo espiritual. El taichi, el *qi gong* y otras prácticas taoístas incluyen movimientos corporales suaves y posturas que estimulan la circulación de la energía sexual y promueven su flujo armonioso por todo el cuerpo. Estos ejercicios pueden ayudar a liberar bloqueos energéticos y a mejorar la salud física y emocional.

Los taoístas también prestan atención a la alimentación y al estilo de vida como parte integral de su práctica de sanación. Consumir alimentos nutritivos y mantener hábitos saludables ayuda a fortalecer el cuerpo y a mantener un equilibrio energético adecuado, lo que contribuye a una mejor salud y a una mayor vitalidad, en general.

Tanto el sexo tántrico como el sexo taoísta son prácticas ancestrales que se centran en la conexión entre la sexualidad y la espiritualidad, pero tienen algunas diferencias y similitudes que resultan claves.

Por ejemplo, ambas prácticas consideran la energía sexual como una fuerza vital poderosa que puede ser utilizada para promover la salud, la felicidad y el crecimiento espiritual. Ambas tradiciones enseñan técnicas para transmutar la energía sexual y dirigirla hacia otros aspectos de la vida, como la salud, la creatividad y la espiritualidad. Esto implica mover la energía sexual a través del cuerpo y evitar su disipación a través de la eyaculación.

Tanto el tantra como el taoísmo utilizan prácticas espirituales como la meditación, la visualización y el trabajo con los chakras, es decir, con los centros energéticos (en el caso del tantra) o los meridianos energéticos (en el caso del taoísmo) para mejorar la conexión con la energía sexual y promover el crecimiento personal.

En cuanto a sus diferencias, el tantra se originó en la India y está profundamente arraigado en las tradiciones hindúes y budistas, mientras que el taoísmo se originó en China y está basado en las enseñanzas del *Tao Te Ching* y otros textos taoístas. Como resultado, tienen diferentes filosofías y enfoques subyacentes sobre la vida y la espiritualidad.

Si bien tanto el tantra como el taoísmo reconocen la importancia del flujo de energía en el cuerpo, el taoísmo se centra más específicamente en el concepto de *qi* (o *chi*), que es la fuerza vital que fluye a través de los meridianos energéticos del cuerpo. El tantra, por otro lado, se enfoca en el concepto de *kundalini*, una energía espiritual que reside en la base de la columna vertebral y puede ser elevada a través de los chakras.

Aunque comparten algunas técnicas similares, como la meditación y la visualización, el tantra y el taoísmo también tienen prácticas específicas que los distinguen entre sí. Por ejemplo, el tantra a menudo incluye rituales ceremoniales y la adoración de deidades, mientras que el taoísmo puede enfatizar más las prácticas físicas, como el *qi gong* y el taichi.

Orgasmos cósmicos

Lo bueno de practicar sexo sagrado es que los orgasmos también pueden provocar sensaciones que van más allá del placer físico o el bienestar emocional. La expresión *orgasmo cósmico* se refiere a una experiencia de clímax sexual que trasciende los límites del placer físico y que se experimenta como una expansión de la conciencia y una conexión profunda con lo divino o el universo. En lugar de centrarse únicamente en la satisfacción física, el orgasmo cósmico implica una sensación de éxtasis total, en la que se pierde la noción del tiempo y del espacio, y se experimenta una sensación de unidad con el universo. Es una experiencia profundamente transformadora y puede tener efectos duraderos en la percepción de uno mismo, en las relaciones y en la espiritualidad.

Es importante tener en cuenta que el orgasmo cósmico es una experiencia altamente subjetiva y puede ser interpretada de diferentes maneras por diferentes personas. Algunos lo consideran como una experiencia espiritual trascendental, mientras que otros pueden experimentarlo simplemente como un estado de plenitud y satisfacción emocional y física.

En resumen, el sexo va mucho más allá que la procreación, el placer o la conexión íntima entre parejas. Hay muchas maneras de disfrutar de la sexualidad en solitario y en pareja.

En cuanto al sexo para convertir deseos y aspiraciones en manifestaciones de la realidad, vamos a descubrir cómo funciona en las próximas páginas.

PUNTOS CLAVE

- ◊ El sexo es un tema omnipresente que se manifiesta en diversos aspectos de la vida cotidiana, desde la publicidad hasta la moda, los medios de comunicación y la música.
- ◊ Se emplea la sexualidad para promocionar una variedad de productos, aunque se evita asociarla directamente con productos relacionados con el placer sexual.
- ◊ A pesar de su omnipresencia, hablar abiertamente de sexualidad sigue siendo tabú en muchos entornos, y la falta de educación sexual contribuye a mantener este tema en la clandestinidad.
- ◊ La sexualidad es una fuerza poderosa que puede ser tanto constructiva como destructiva, dependiendo de cómo se canalice y controle.

◊ El orgasmo ofrece muchos beneficios físicos y mentales, incluyendo la liberación de endorfinas, la reducción del estrés y el fortalecimiento de la conexión emocional en las relaciones.

◊ Partimos de un esquema de tres niveles de sexualidad: la superación de los traumas y la vergüenza sexual, el placer físico y la intimidad, y el poder sexual, en el que se incluyen el sexo sagrado, el tantra y los orgasmos cósmicos.

◊ El sexo sagrado es una forma de conexión a través de la intimidad sexual y prácticas espirituales como el tantra, el taoísmo y el desarrollo de la energía *kundalini*.

◊ Los orgasmos cósmicos trascienden los límites del placer físico y se experimentan como una conexión profunda con lo divino o con el universo.

SEGUNDA PARTE

Técnicas de la manifestación orgásmica

Capítulo 4

TU LISTA DE DESEOS

Los deseos son el primer paso para que suceda la magia.

PEPITO GRILLO EN *PINOCHO* (DISNEY, 1940)

¿Qué quieres realmente?

Antes de embarcarse en cualquier ritual de manifestación, es fundamental tener claridad sobre lo que realmente queremos. Aunque parece sencillo, a veces puede ser complicado identificar nuestros deseos auténticos. Pregúntale a alguien qué quiere en la vida y, a menudo, la respuesta es un silencio incómodo. Para muchos, resulta más fácil quejarse de las circunstancias que buscar soluciones y definir objetivos claros. Tener un propósito definido es fundamental; no basta con ir a la deriva.

Imagina que estás en el puerto de Barcelona y le preguntas a un capitán de barco cuál es su próximo destino. Él no te dirá que va a zarpar sin rumbo; sabrá exactamente hacia dónde se dirige. Del mismo modo, el universo necesita una dirección clara para trabajar contigo. Sin una guía precisa, es fácil perderse en la confusión y la inercia. Tomarse el tiempo para identificar y articular lo que realmente deseas te pone en el camino correcto hacia la manifestación de tus objetivos.

No te preocupes si no sabes exactamente lo que quieres ahora mismo. Te daré unas pautas para descubrir tus deseos a continuación.

Toda la industria de autoayuda se basa en tres pilares básicos: riqueza, salud y felicidad.

Te pongo unos ejemplos...

Riqueza	Salud	Felicidad
Dinero. Estabilidad financiera. Aumento de ingresos. Inversiones rentables. Cambiar de trabajo. Logros profesionales. Ingresos pasivos. Venta de activos.	Mejora de la salud física. Buena forma física. Sanación emocional. Paz interior. Mínimo o nulo nivel de estrés. Fuerza. Flexibilidad. Vitalidad. Actitud positiva.	Amistades. Vida social. Amor. Relaciones familiares satisfactorias. Intimidad. Relación de pareja estable y enriquecedora. Maternidad o paternidad. Cambiar de casa. Viajes.

Ten cuidado con lo que deseas (porque podrías conseguirlo)

Si te encuentras en un punto en el que no estás seguro de lo que deseas, puede ser beneficioso tomarte un momento para meditar y reflexionar sobre lo que podría mejorar tu calidad de vida y tu satisfacción personal. En la tabla superior encontrarás algunos ejemplos de deseos comunes que podrían servir como punto de partida para tu propia exploración.

EJERCICIO

TU LISTA DE DESEOS

Una práctica que suelo hacer es crear una lista de deseos, similar a lo que haría al hacer la lista de la compra. Puede contener alrededor de diez elementos (objetos, cambios, situaciones...) que desees que se manifiesten en tu vida. Luego, puedes ordenarlos según tus preferencias o su importancia para ti.

Saca tu *cuaderno de deseos*. Pon la fecha y elabora tu lista. Es aconsejable empezar con peticiones pequeñas y alcanzables, que deseas conseguir en un futuro cercano. A continuación, veremos por qué.

Si tienes dificultades para comenzar tu lista de deseos, ponte cómodo o cómoda, cierra los ojos y tómate unos minutos para reflexionar sobre todo aquello que podría mejorar tu calidad de vida en las áreas de la riqueza, la salud y la felicidad. Piensa en tus objetivos y aspiraciones, tanto a corto como a largo plazo, y permítete soñar a lo grande.

Deja que tu mente explore libremente las oportunidades que te gustaría manifestar, sin juicios ni restricciones. Una vez que hayas visualizado lo que deseas, escribe esas ideas para que puedas comenzar a trabajar en ellas.

La importancia de empezar por lo pequeño

Es recomendable empezar con **objetivos relativamente pequeños y alcanzables.** Esto te permite experimentar el éxito más rápidamente, lo que fortalece tu confianza en tu capacidad para alcanzar tus deseos. Al establecer metas pequeñas y específicas, te obligas a definir claramente lo que quieres manifestar, manteniendo así el enfoque y la claridad en tus intenciones.

La práctica de la manifestación es un proceso gradual que requiere tiempo y dedicación. Comenzar con cosas pequeñas te permite dominar las habilidades necesarias, paso a paso, antes de abordar metas más grandes y complejas. Experimentar éxito en la manifestación de cosas pequeñas crea un precedente positivo en tu mente subconsciente, lo que te hace más receptivo y abierto para hacer realidad objetivos más grandes en el futuro.

¡Lo quiero ya!

Es importante empezar con aquello que deseas en un **futuro cercano,** para practicar la ley de la atracción o cualquier técnica de manifestación, por varios motivos. Al enfocarte en este tipo de deseos, conectas más fácilmente con la energía y la emoción asociadas. Esto facilita el proceso de visualización y atracción de esos deseos hacia ti.

Tener objetivos a corto plazo te brinda una sensación de urgencia y motivación para tomar medidas concretas para su manifestación. Esta motivación adicional puede ayudarte a mantener el impulso y la consistencia en tu práctica. Plantearte metas para un futuro cercano te da la oportunidad de experimentar resultados tangibles y medibles, lo cual refuerza tu creencia en tu propio poder. Estas experiencias positivas te motivarán a continuar practicando y a expandir tus metas hacia el futuro.

Al empezar con deseos más inmediatos, tienes la oportunidad de experimentar y ajustar tu enfoque según los resultados que obtengas. Esto te permite refinar tu técnica y aumentar tu efectividad a largo plazo.

Además, es recomendable porque nuestros deseos pueden cambiar con el tiempo. Lo que crees que querrás en cinco años puede ser muy diferente a lo que realmente desearás cuando llegue ese momento.

La emoción que hay detrás de un deseo

Reconocer la emoción que se esconde detrás de tu deseo es fundamental para la manifestación efectiva. Las emociones son la fuerza impulsora que da energía a nuestros deseos y los convierte en realidad. Al identificar y entender las emociones asociadas con nuestros deseos, podemos alinear mejor nuestras intenciones y energía con el universo. Esto nos permite manifestar con mayor claridad y potencia, ya que estamos trabajando desde un lugar de autenticidad y conexión emocional con lo que realmente queremos en la vida. Reconocer y honrar nuestras emociones también nos permite procesar cualquier resistencia o bloqueo interno que pueda obstaculizar el proceso.

La emoción que hay detrás de un deseo es altamente subjetiva y puede variar significativamente según la persona y el contexto. Por ejemplo, comprar una casa puede significar estabilidad y libertad para alguien que acaba de mudarse de la casa de sus padres o que ha dejado de alquilar. Para otros, puede representar un compromiso más profundo con su pareja o una inversión en su futuro.

Del mismo modo, tener un coche deportivo puede simbolizar independencia geográfica o ser un símbolo de estatus y orgullo personal, una recompensa por el arduo trabajo y el éxito alcanzado.

Comprender la emoción que alberga un deseo nos permite profundizar nuestra conexión con él y otorgarle un mayor significado y relevancia en nuestras vidas. Esto nos ayuda a alinear nuestras acciones y decisiones con nuestras verdaderas motivaciones, lo que puede llevar a una mayor satisfacción y a la plena realización personal.

Además, aunque es posible que no hayas experimentado o tenido aquello que deseas manifestar en tu vida anteriormente, es muy probable que la emoción que hay detrás de ese deseo ya la hayas experimentado muchas veces antes. Esta familiaridad emocional hace que conectar con tu deseo sea más fácil.

Al profundizar en la emoción detrás de nuestros deseos, podemos descubrir que lo que realmente anhelamos no es el objeto o la situación en sí, sino la sensación o la experiencia que esperamos obtener a través de ellos. Esta comprensión más profunda nos permite ajustar nuestros deseos de manera más precisa y alineada con lo que realmente necesitamos y queremos en nuestras vidas. Podemos descubrir que hay otras formas de satisfacer esa emoción o necesidad subyacente que quizá sean más efectivas o beneficiosas para nosotros. Por lo tanto, reconocer la emoción que hay detrás de nuestros deseos no solo nos ayuda a expresarlos con mayor claridad, sino que también nos guía hacia un mayor autoconocimiento y a la autenticidad en nuestras aspiraciones y elecciones de vida.

EJERCICIO

Tómate un momento para revisar tu lista de deseos y reflexiona sobre la emoción que impulsa cada uno de ellos. A medida que exploras el motivo emocional que hay detrás de cada deseo, podrás descubrir que algunos ajustes son necesarios para alinearlos con tus verdaderas necesidades y aspiraciones. A veces, cuando entiendes la emoción que subyace a tus deseos, puedes obtener una mayor claridad sobre lo que realmente quieres. Si es necesario, haz los cambios correspondientes para que tu lista refleje con mayor precisión lo que, verdaderamente, deseas atraer a tu vida.

Ahora ya sabes lo que deseas convertir en realidad y lo que representa para ti. Otra consideración importante al decidir qué deseas es asegurarte de que sea algo que no solo te beneficiará a ti, sino también a quienes te rodean. Nunca debes usar estos poderes para causar daño. Es fundamental mantener siempre buenas intenciones. Esto es importante por varios motivos. Primero, cuando deseamos el bienestar de los demás, estamos sembrando semillas de bondad que pueden retornar a nosotros en forma de apoyo, gratitud y reciprocidad. La energía que enviamos al universo tiende a volver a nosotros de alguna manera.

Al trabajar para el beneficio de todos, contribuimos a crear un entorno más armonioso y conectado. Fomentar relaciones saludables y apoyar a los demás nos ayuda a construir una red de apoyo mutuo y fortalece los lazos comunitarios.

Expresar deseos que beneficien a los demás nos permite tener un impacto positivo en el mundo que nos rodea, ya sea ayudando a resolver problemas sociales, contribuyendo al bienestar de la comunidad o promoviendo el crecimiento y la prosperidad de otros, nuestras acciones pueden marcar la diferencia en la vida de otras personas y en la sociedad.

Practicar la magia con buenas intenciones y un enfoque en el bienestar colectivo refleja ética y responsabilidad personal. Al reconocer nuestra interconexión con los demás y actuar con consideración hacia su bienestar, cultivamos una conciencia más elevada y contribuimos positivamente al tejido social.

No solo conviene para los que nos rodean y para nuestra comunidad, sino que, además, es beneficioso para tener buen karma. El concepto de *buen karma* se basa en la creencia de que nuestras acciones tienen consecuencias, y que las acciones positivas generan resultados positivos en el futuro, mientras que las acciones negativas pueden traer consecuencias desfavorables. Cuando nos enfocamos en alcanzar deseos que también benefician a los demás, estamos sembrando semillas de bondad y generosidad que pueden generar buen karma.

La ley del karma sugiere que nuestras acciones y nuestros pensamientos tienen un efecto en el universo y en nuestra propia experiencia de vida. Por lo tanto, al practicar la magia con buenas intenciones y un enfoque en el beneficio colectivo, estamos contribuyendo a la creación de un entorno positivo y armonioso que puede traer resultados positivos en forma de buen karma.

EJERCICIO

LISTA DE VERIFICACIÓN

Ahora que has definido tus deseos, asegúrate de que sean alcanzables en un futuro cercano.
Considera la emoción que hay detrás de tus deseos y asegúrate de que sea algo que te convenga en términos de buen karma.
Ya tienes claridad en tus objetivos. Ya estás listo o lista para comenzar con las preparaciones mágicas.
¡Vamos allá!

PUNTOS CLAVE

◊ Antes de iniciar cualquier ritual de manifestación, es crucial tener claridad sobre lo que realmente deseas. A menudo, identificar tus deseos auténticos puede ser complicado y requiere reflexión.

◊ Toda la industria de autoayuda se basa en tres pilares: riqueza, salud y felicidad. Estos conceptos pueden servir como punto de partida para identificar tus propios deseos y objetivos.

◊ Para descubrir lo que realmente quieres, debes reflexionar sobre lo que podría mejorar tu calidad de vida. Puedes empezar creando una lista de deseos y ordenar tus objetivos por prioridades.

◊ Se recomienda comenzar con objetivos pequeños y alcanzables para experimentar el éxito más rápidamente. Esto fortalece tu confianza en tu capacidad para que tus deseos se manifiesten en la realidad.

◊ Proyectar tus deseos en un futuro cercano te brinda una sensación de urgencia y motivación para emprender acciones concretas y alcanzar tus metas.

◊ La emoción que hay detrás de un deseo es crucial para la manifestación efectiva. Las emociones proporcionan energía a los deseos y les dan impulso para convertirse en realidad.

◊ Otra consideración importante es asegurarte de que tus deseos no solo te beneficien a ti, sino también a quienes te rodean. Mantener siempre buenas intenciones contribuye a un entorno más armonioso y conectado.

◊ Practicar la magia con buenas intenciones puede generar buen karma. El concepto de karma se basa en la creencia de que nuestras acciones tienen consecuencias, y que actuar con bondad puede traer resultados positivos en el futuro.

Capítulo 5

PREPARACIONES MÁGICAS

> La magia es un puente que te permite ir del mundo visible hacia el invisible. Y aprender las lecciones de ambos mundos.
>
> Paulo Coelho

Ahora, nos adentraremos en las preparaciones mágicas. Como cualquier buen encuentro sexual, los preliminares importan, y esto es igual con la manifestación orgásmica.

Algunas personas optan por convertir su práctica de manifestación orgásmica en un ritual elaborado, mientras que otras prefieren no alejarse demasiado de su rutina sexual habitual, haciendo solo lo mínimo para darle un toque mágico. Cada individuo es libre de crear la práctica que desee, o incluso de mezclar diferentes enfoques para descubrir qué funciona mejor para ellos.

A continuación, presento algunos preparativos que podrías incorporar a tu práctica, ideales para quienes prefieren preparar mucho y convertirlo en un ritual. Son totalmente opcionales y los ofrezco como sugerencias para potenciar tu experiencia de manifestación orgásmica.

La magia de los juguetes eróticos

Descubrir la manifestación orgásmica no solo transformó mi forma de entender la sexualidad, sino que también cambió mi perspectiva sobre los juguetes eróticos. Siempre había sabido que estos objetos eran herramientas especiales porque me proporcionaban independencia orgásmica, como mencioné anteriormente; además, promocionarlos y educar sobre su uso en los contenidos que creaba era mi trabajo principal. Es decir, ya reconocía su importancia. Pero al usarlos para hacer magia sexual, los empecé a ver como elementos consagrados, capaces de llevarme a estados de conciencia elevada y ayudarme en mi proceso de manifestación.

Si quieres darle más presencia y estatus a tu juguete erótico, aquí tienes un ritual para consagrarlo y prepararlo para tus sesiones de magia sexual, especialmente si deseas cargarlo con una energía o con una intención especial.

RITUAL
CONSAGRAR UN JUGUETE ERÓTICO PARA MAGIA SEXUAL

◊ **Limpieza física:** limpia tu juguete erótico con agua tibia y jabón suave, o según las instrucciones del fabricante. Luego, sécalo completamente. Este paso simboliza la purificación del juguete, eliminando cualquier energía residual.

◊ **Limpieza energética:** para eliminar cualquier energía no deseada, puedes pasar un poco de salvia o palo santo alrededor del juguete, permitiendo que el humo lo purifique. Esto limpia la energía negativa y lo prepara para la consagración. ¡Cuidado! No acerques el juguete demasiado al humo.

◊ **Establecimiento de la intención:** cierra los ojos y respira profundamente. Visualiza la energía que deseas infundir en el juguete. Piensa en la intención que te gustaría establecer, ya sea amor, prosperidad, sanación o cualquier otro deseo que desees materializar.

◊ **Carga energética:** sostén el juguete erótico entre tus manos y visualiza la energía fluyendo desde tus palmas hacia el juguete. Puedes usar afirmaciones o palabras de poder para intensificar la carga energética. Por ejemplo, podrías decir: «Que este juguete ayude a materializar la prosperidad y la alegría», o cualquier otra intención que tengas.

◊ **Meditación y conexión:** tómate unos minutos para meditar con el juguete. Imagina que cada uso futuro del juguete activará esa energía y te conectará con tus deseos.

Con este ritual, tu juguete erótico estará listo para ser usado en tus prácticas de magia sexual, cargado con la energía y la intención que hayas establecido. Úsalo con respeto y gratitud, sabiendo que ahora es una herramienta sagrada para tu proceso de manifestación. Este ritual es una guía, por lo que puedes adaptarlo según tus preferencias y creencias personales. La consagración ayuda a crear un vínculo especial con tu juguete erótico y puede potenciar tus rituales de magia sexual al usarlo con propósito y significado.

Limpieza energética

Limpiar el espacio física y energéticamente antes de realizar prácticas de magia es importante para crear un ambiente propicio y libre de influencias negativas. Las energías negativas pueden acumularse en el entorno debido a diversas causas, como experiencias pasadas, emociones intensas o la presencia de personas con vibraciones discordantes. Al preparar el ambiente, eliminamos el desorden físico y la energía estancada, permitiendo que fluya la energía vital y facilitando la concentración y la conexión con las energías superiores.

Además de crear un espacio propicio, la limpieza también actúa como una barrera protectora contra influencias negativas externas, lo que contribuye a protegernos de energías no deseadas que podrían interferir con nuestras prácticas mágicas o afectar a nuestro bienestar emocional y espiritual.

Por último, un espacio limpio y purificado mejora la eficacia de nuestras prácticas mágicas, ya que crea las condiciones ideales para que nuestras intenciones se manifiesten de manera positiva. Al eliminar las energías negativas y fomentar una atmósfera de paz y armonía, aumentamos la probabilidad de alcanzar nuestros objetivos mágicos con éxito.

Hay varias formas de hacerlo. Se podría empezar con una limpieza física del espacio donde realizarás tu práctica mágica. Esto incluye barrer, fregar o aspirar el suelo, quitar el polvo de los muebles y las ventanas, u ordenar cualquier desorden. Puedes utilizar limpiadores naturales, como vinagre, salvia o aceites esenciales, para purificar el aire y eliminar cualquier energía estancada.

También podrás abrir las ventanas para permitir que entre aire fresco y circule por el espacio. Esto ayuda a eliminar cualquier energía estancada y a revitalizar el ambiente.

Después de ventilar el espacio, puedes proceder con una limpieza energética, también conocida como *smudging*. Este ritual implica el uso de hierbas como salvia, palo santo o copal para purificar el espacio a través del humo. Enciende la hierba seleccionada y permite que el humo se disperse por toda la habitación, prestando especial atención a las esquinas y rincones. Visualiza cómo el humo disipa cualquier energía negativa y restaura la armonía en el espacio.

Una alternativa podría ser limpiar energéticamente con sonidos de campanas, cuencos tibetanos o música suave. El sonido tiene el poder de disipar las vibraciones negativas y elevar la frecuencia del espacio.

Al limpiar el espacio física y energéticamente antes de realizar magia, estás preparando el terreno para que tus prácticas sean más efectivas y puedas trabajar en un ambiente de vibraciones positivas y elevadas.

Meditación

Meditar antes de realizar un ritual puede ser beneficioso por varias razones: la meditación ayuda a calmar la mente, reduce el estrés y la ansiedad, lo que te permite entrar en un estado de calma y tranquilidad. Desde ese lugar, puedes enfocarte más fácilmente en tus intenciones y visualizar claramente lo que deseas manifestar. Además, te ayuda a centrarte en tu deseo y en el objetivo de tu magia.

Si no tienes la costumbre de meditar, es importante saber que existen diferentes métodos que se adaptan a tus preferencias y necesidades. Desde la atención plena *(mindfulness)* enfocada en la respiración hasta meditaciones guiadas con visualizaciones y afirmaciones, hay muchas opciones para explorar.

No es necesario meditar durante mucho tiempo, especialmente al principio. Incluso unos minutos pueden marcar la diferencia. La meditación tiene muchos beneficios científicamente comprobados, y para mí, es como construir un refugio interior al que puedo acceder en cualquier momento. Además de ayudar en la práctica mágica, puede ser útil en momentos de aburrimiento, para conciliar el sueño o simplemente para relajarte y centrarte.

En cuanto a mí, siempre busco una meditación que esté alineada con el deseo que será el objetivo de mi magia. Esto ayuda a fortalecer la conexión entre mi mente, mi corazón y el universo, lo que aumenta la eficacia de mi práctica de manifestación. Por ejemplo, si quiero dinero, buscaría una meditación con una visualización de abundancia o quizá escucharía algunas afirmaciones de abundancia financiera. Me gusta utilizar aplicaciones de meditación, ya que ofrecen una variedad de opciones que corresponden a cualquier resultado deseado. Sin embargo, si prefieres ser tu propio guía y dejarte llevar por tus emociones y por tu imaginación, a continuación, comparto un ejemplo de una meditación que podría serte útil.

EJERCICIO

MEDITACIÓN PREPARATORIA

◊ Encuentra una posición cómoda, ya sea sentado con la espalda recta o tumbado. Cierra los ojos.

◊ Respira profundamente a través de la nariz. Inhala lentamente y asegúrate de que tu abdomen se llene de aire.

◊ Exhala lentamente por la nariz.

◊ Repite este proceso tres veces y luego respira normalmente por la nariz. Ahora, enfócate en tu intención, en aquello que deseas alcanzar y que será el centro de tu práctica de manifestación orgásmica.

◊ Imagina que ya has cumplido tu deseo. ¿Cómo será tu vida? Visualiza dónde estarás, cómo te sentirás, con quién estarás y qué conversaciones tendrás. No escatimes en detalles, cuanto más específico o específica seas, mejor.

◊ Sonríe al conectar con las emociones que surgirán al cumplir tu deseo.

◊ Conecta también con la gratitud por hacer presente tu deseo en tu vida.

◊ Cuando te sientas listo o lista, abre los ojos, agita el cuerpo y continúa con tu ritual de manifestación orgásmica.

¡Disfruta del proceso y del viaje hacia la consecución de tus deseos!

Journaling

Existen diversos métodos de *journaling* que se adaptan a diferentes preferencias y necesidades. A diferencia de guardar un diario tradicional para recordar eventos pasados y sentimientos presentes, el *journaling* para la manifestación orgásmica implica escribir en tiempo presente. Por ejemplo, escribes sobre tus deseos como si ya se hubieran manifestado, utilizando afirmaciones en tiempo presente para reforzar la creencia de que ya son una realidad.

Para esto, saca tu **cuaderno para el *journaling*** y ponte a escribir. Al hacerlo, es importante incluir las emociones que te proporciona cumplir ese deseo y expresar gratitud por tenerlo en tu vida. Este enfoque te ayuda a conectarte emocionalmente con tus deseos y a alinear tu energía con su manifestación.

El *journaling* te brinda la oportunidad de visualizar tus deseos y objetivos de manera más vívida y detallada. Puedes describir en tu diario cómo te sentirías al alcanzar tus metas, lo que te ayuda a crear una imagen mental más clara y emocionalmente poderosa de lo que deseas hacer realidad.

Hacer *journaling* como parte de un ritual de manifestación orgásmica te permite clarificar tus intenciones y deseos. Al poner por escrito lo que deseas, estás articulando tus objetivos de manera más concreta y detallada, lo que aumenta la efectividad del proceso. Con el tiempo, podrás releer lo que has escrito para reconectar con tus deseos y ver qué objetivos se han cumplido y cuáles no.

Más adelante te presentaré el **diario mágico,** que es diferente del cuaderno de *journaling*.

EJERCICIO

JOURNALING

A continuación, se exponen algunas sugerencias para el *journaling* centrado en la manifestación, enfocadas en el amor y la prosperidad. Cada sugerencia fomenta la reflexión, la visualización y el establecimiento de intenciones claras para ayudarte a alcanzar los resultados que deseas en estas áreas.
Son solo sugerencias, puedes hacer este ejercicio con cualquier objetivo que tengas.

Amor

◊ Describe tu relación romántica ideal. ¿Qué cualidades tienes tú? ¿Cuáles tiene tu pareja? ¿Qué actividades disfrutáis juntos? ¿Cómo te hace sentir esta relación?

◊ Identifica cualquier temor o bloqueo que tengas sobre el amor y las relaciones. ¿Qué pasos puedes tomar para superar estos miedos y abrirte a recibir el amor?

◊ Visualiza tu cita ideal con tu pareja perfecta. ¿Qué hacéis? ¿Adónde vais?

Prosperidad

◊ Describe un día en tu vida en el que hayas alcanzado tus metas financieras. ¿Cómo es ese día? ¿Cómo te sientes al ser financieramente próspero?

◊ Haz una lista de los recursos, habilidades y oportunidades que ya tienes y que contribuyen a tu prosperidad. ¿Cómo puedes maximizar estos activos?

◊ Identifica metas financieras específicas que deseas alcanzar. ¿Qué pasos tomarás para lograrlas? ¿Qué emociones experimentarás una vez que las alcances?

En cualquier caso, *escribe en tiempo presente*, incluyendo todas las emociones que experimentas. No olvides añadir la gratitud que sientes al haber manifestado todo lo que deseas.

¡A bailar!

El baile es una herramienta seductora y poderosa para despejar bloqueos energéticos y liberar cualquier resistencia interna que puedas tener hacia la consecución de tus deseos más profundos. Al entregarte al ritmo con libertad y sensualidad, permites que la energía fluya sin obstáculos y que recorra cada rincón de tu ser.

Imagina que estás bailando en una celebración triunfal por haber alcanzado ya aquello que anhelas. Esta danza se convierte en una expresión de gratitud y alegría. Al vibrar en esta sintonía de agradecimiento y festividad, atraes con mayor facilidad lo que deseas hacia ti.

Antes de sumergirte en un ritual de manifestación, deja que el baile eleve tu energía a estados de alta vibración, gratitud y alineación. Esta práctica aumenta la efectividad de tus rituales y facilita una conexión más fluida con tus deseos. Además, alinea tu mente, tu cuerpo y tu espíritu en una armonía perfecta, preparándote para recibir con apertura y receptividad lo que estás listo para hacer presente en tu vida.

Elige una melodía que encapsule tus deseos o la emoción que anhelas experimentar; así potenciarás la magia de tu movimiento. Y si te dejas llevar por un baile cargado de sensualidad, no solo estarás elevando tu energía sexual, sino que también podrás integrarlo en los preliminares, añadiendo un toque excitante y místico a tu conexión íntima.

Con todas o algunas de estas preparaciones, ya podemos empezar la técnica básica de magia sexual.

Descubrirás cómo en el próximo capítulo.

PUNTOS CLAVE

- ◊ Antes de realizar un ritual de manifestación orgásmica, es importante prepararse adecuadamente. Al igual que en un encuentro sexual, los preliminares son fundamentales para establecer la energía y el tono adecuados.
- ◊ Algunas personas prefieren convertir la manifestación orgásmica en un ritual elaborado, mientras que otras optan por la sencillez y solo hacer ajustes mínimos a su rutina sexual habitual. La elección depende de cada individuo.
- ◊ La magia de los juguetes eróticos puede ser parte de la preparación para la manifestación orgásmica. Al consagrarlos para la magia sexual, se pueden convertir en herramientas sagradas con un propósito especial.
- ◊ Un ritual para consagrar un juguete erótico implica varios pasos, como la limpieza física y energética del juguete, establecer la intención, cargarlo con energía positiva y meditar para conectar con la energía del juguete.
- ◊ Al limpiar el espacio física y energéticamente antes de un ritual, se elimina la energía estancada y se crea un ambiente propicio para la magia. El uso de salvia, palo santo o sonidos como campanas y cuencos tibetanos son métodos comunes para limpiar la energía del espacio.
- ◊ Meditar antes de un ritual ayuda a centrar la mente, reducir el estrés y visualizar las intenciones con mayor claridad. Diferentes métodos de meditación pueden ser útiles según las preferencias de cada persona.
- ◊ El *journaling* para la manifestación es una herramienta eficaz para conectar con los deseos. Implica escribir en tiempo presente, describiendo los deseos como si ya se hubieran cumplido y expresando gratitud por alcanzarlos.
- ◊ El *journaling* centrado en la manifestación puede enfocarse en áreas como el amor y la prosperidad. Escribir

puede fomentar la reflexión, la visualización y la claridad de las intenciones.

◊ Bailar antes de un ritual puede liberar bloqueos energéticos y ayudarte a conectar con la gratitud y la alegría asociadas con tus deseos. Además, eleva la energía y facilita la conexión con tus metas y objetivos. Combinarlo con música que refleje tus deseos puede potenciar el efecto positivo del baile.

Capítulo 6

LA TÉCNICA BÁSICA

El cuerpo se puede convertir en un vehículo hacia eso que está más allá del cuerpo, y la energía sexual se puede convertir en una fuerza espiritual.

OSHO

La técnica básica

Ahora que sabes lo que deseas, pasamos a la técnica básica. Si no tienes mucho tiempo o simplemente no quieres complicarte con preparativos, puedes omitir los pasos anteriores y enfocarte directamente en la técnica básica, sin necesidad de alterar el ritmo habitual de tu vida sexual.

A continuación, te explico cómo hacerlo.

EJERCICIO

LA TÉCNICA BÁSICA

Veámoslo paso a paso:

1. Establece una intención para tu práctica. Puede ser cualquier objetivo que desees alcanzar, como cambiar de trabajo, encontrar el amor, aumentar tus ingresos, planificar un viaje..., ¡lo que sea! Consulta tu cuaderno de deseos y selecciona el que más resuene contigo en este momento.
2. Disfruta de tu práctica sexual de la misma manera que lo harías normalmente.
3. Cuando sientas que estás a punto de alcanzar el orgasmo, vuelve a enfocarte en tu objetivo justo en ese momento, sobre todo en la emoción que conseguirlo te provocaría. Mezcla ese deseo con tu energía orgásmica al llegar al clímax, enviándola al universo.
4. Cuando recuperes el aliento, siente la gratitud por haber conseguido tu deseo.
5. Olvídalo y sigue con tu día.

¡Y eso es todo!

Esta forma de práctica no es muy intrusiva y no cambiará mucho tu rutina habitual. Puedes seguir disfrutando de todo aquello que normalmente te excita. La parte difícil es recordar pensar en algo que en principio no te excite en el momento en que estás a punto de llegar al clímax sexual.

Si logras dominar esta técnica, estos pequeños cambios pueden transformar tu forma de vivir la masturbación, dándole un propósito más profundo que simplemente satisfacer una necesidad física.

Yo he descubierto que dar un sentido a mi práctica le otorga más significado. Y no hay nada malo en masturbarse solo por placer, pero hacerlo con la intención de aprovechar esa energía poderosa para otro fin puede ser verdaderamente transformador.

¡Ahí lo tienes!

Con esto, ya posees los conocimientos básicos para iniciar tu propia magia sexual.

Si deseas añadir más componentes a tu práctica de magia sexual o explorar nuevas técnicas, sigue leyendo. En los próximos capítulos, te guiaré a través de varios enfoques y estrategias que te ayudarán a ampliar y perfeccionar tus rituales.

Capítulo 7

CÓMO EROTIZAR TU DESEO

La lógica te llevará de A a B. La imaginación te llevará a todas partes.

ALBERT EINSTEIN

El poder de la imaginación

La imaginación es como la artista de tu mente, que pinta paisajes de posibilidades infinitas. Te permite no solo ver tus metas, sino sentir, oler y experimentar cada detalle como si ya formara parte de tu realidad. Es la chispa que enciende la llama de la manifestación, transformando los sueños en experiencias tangibles.

Napoleon Hill destacó el poder de la imaginación en su libro *Piense y hágase rico*.[1] Hill argumentó que la imaginación es una facultad extraordinaria que puede traducir deseos en realidad. Explicó que la imaginación es la herramienta mediante la cual puedes crear e idear planes para alcanzar tus metas. Según este autor, al cultivar una visión clara y vívida en tu mente, activas fuerzas creativas que te guían hacia el logro de tus objetivos. La imaginación, según su filosofía, es esencial para el proceso de transmutación sexual y para aprovechar la energía sexual de manera constructiva hacia el éxito en varios aspectos de la vida.

1 *Op. cit.*

Visualiza, siente, cree y da las gracias

En la magia sexual, al igual que en la ley de la atracción, la imaginación desempeña un papel esencial. Esta enseñanza sostiene que tus pensamientos y emociones también influyen en lo que vives.

La **visualización positiva** es una técnica fundamental. Al crear imágenes claras y vívidas de tus metas ya alcanzadas, estás enviando mensajes positivos al universo sobre lo que deseas atraer. Cuanto más claramente visualices tus metas, más precisa será la señal que envías al universo.

La imaginación no se limita a imágenes, también involucra **emociones.** Sentir las emociones asociadas con tus metas mientras las visualizas fortalece el mensaje que envías al universo. La capacidad de enfocarte en lo positivo es fundamental. Esto te permite dirigir tu energía hacia resultados deseados en lugar de lo no deseado.

A través de la repetición de imágenes y de emociones positivas, la imaginación puede ayudar a cambiar tus creencias internas, allanando el camino para atraer lo que deseas.

Recuerda, no se trata solo de imaginar y sentir, sino también de **creer** que lo que imaginas es posible. Además, la **gratitud** es clave, ya que despierta una frecuencia positiva que atrae buenas experiencias. Al agradecer, te enfocas en lo positivo, alineándote con la abundancia. Este sentimiento genera emociones positivas, cambia tu perspectiva y te abre a nuevas oportunidades de crecimiento. Practicar la gratitud es crear conscientemente, reconociendo tu papel para dar forma a la realidad.

La imaginación erótica

La imaginación erótica ha sido una constante en mi vida. Esta facultad no solo ha enriquecido mi labor como escritora, sino que también ha dejado una huella profunda en mi vida íntima. Al explorar mi propio cuerpo y entregarme al placer a solas, mi imaginación erótica se convierte en la musa que guía mis manos y mis pensamientos. Aunque tengo escenarios favoritos que visito con frecuencia, la versatilidad de mi imaginación es mi mayor aliada en esta travesía personal.

Es cierto que algunas personas recurren a la pornografía como fuente principal de estimulación sexual. Sin embargo, este enfoque visual puede influir en la capacidad imaginativa de cada individuo. La naturaleza visualmente intensa de la pornografía puede llevar a una preferencia por este tipo de estimulación, limitando la necesidad de cultivar la propia imaginación para crear escenarios eróticos únicos. Aquellos que dependen en gran medida de la pornografía pueden encontrar que su riqueza imaginativa se ve condicionada por escenarios predefinidos, en lugar de gozar de la libertad de crear sus propias fantasías.

Con esta reflexión no pretendo imponer juicios morales, ya que los efectos de la pornografía en la imaginación erótica pueden variar significativamente de una persona a otra. Para algunos, la pornografía puede incluso ser un complemento valioso para nutrir la imaginación erótica, mientras que, para otros, cerrar los ojos y visualizar mentalmente las imágenes y situaciones deseadas puede ser una experiencia más íntima y satisfactoria. Este enfoque se alinea con la noción de *erotizar el deseo*: la mente crea las imágenes y los escenarios que se desea materializar, independientemente de una pantalla externa.

Cómo cultivar una imaginación erótica

Tener una imaginación erótica bien desarrollada es una herramienta valiosa para visualizar escenas en las que tus deseos ya se han manifestado. Siempre he tenido una gran capacidad para imaginar, lo que ha enriquecido tanto mi creatividad como mis visualizaciones eróticas. Si sientes que te cuesta conectar con el mundo interior de tus fantasías eróticas, hay muchas formas de cultivar y potenciar tu imaginación erótica.

Una tendencia que está ganando popularidad es la audioerótica, que ofrece relatos cortos que no solo tienen una narrativa atractiva, sino que también incorporan sonidos sensuales e incluso mecanismos para generar una respuesta sensorial meridiana autónoma (ASMR, por sus siglas en inglés) para tener una experiencia inmersiva. Además, si prefieres leer, hay una amplia variedad de libros eróticos que exploran todos los géneros del erotismo, brindándote una manera fantástica de descubrir tus propios gustos y preferencias sexuales.

También creo que es útil consumir contenidos educativos sobre sexualidad y tener curiosidad por conocer y mejorar tu respuesta sexual, lo que puede ayudarte a vivir una vida erótica más plena y satisfactoria, ya sea en solitario o en pareja. No olvides la importancia de explorar y experimentar con juguetes eróticos, lo que puede ser una parte emocionante del autodescubrimiento y te ayudará a conocer mejor tus preferencias corporales y mentales en este ámbito.

Cultivar una imaginación erótica rica y dinámica puede abrirte nuevas puertas a la creatividad y al autoconocimiento. Ya sea a través de la lectura, el audio o el uso de juguetes eróticos, el viaje hacia una vida erótica más plena y satisfactoria es personal y está lleno de posibilidades.

¿Cómo erotizar el deseo?

La clave reside en incluir la situación que anhelas experimentar en tus fantasías sexuales mientras te entregas al placer. Por ejemplo, imagina que finalmente has terminado de pagar tu hipoteca. Visualiza esa sensación de alegría y alivio. Ahora, imagina que estás celebrando esa gran noticia con un encuentro sexual apasionado, permitiendo que la energía de la alegría y el alivio se mezcle con la energía de la pasión y el deseo. Comprendo que pueda sonar desafiante, incluso quizá imposible, pero te aseguro que es totalmente alcanzable.

Esta técnica, que personalmente he concebido y aplicado con éxito, requiere una rica capacidad imaginativa. Puede resultar más retador para aquellos que se inclinan hacia lo visual o lo sensorial, pero no subestimes el poder transformador de la imaginación.

Recuerda: si puedes concebirlo en tu mente, existe la posibilidad de que se convierta en realidad.

Si experimentas cierta resistencia al principio o encuentras que la técnica parece inalcanzable, no te preocupes. A lo largo de este libro, explorarás diversas técnicas que se adaptarán a diferentes preferencias y estilos, proporcionándote un abanico de opciones para enriquecer tu vida sexual y explorar el poder de la manifestación erótica.

Volviendo a la técnica de erotizar el deseo, a continuación, presento varios ejemplos de deseos típicos con algunos métodos o trucos para erotizar ese deseo y hacer que forme parte de una fantasía erótica. Son solo ejemplos para que entiendas la técnica... Luego ya sabrás erotizar cualquier deseo que tengas.

1. Una oferta de trabajo

¿Cuál es tu deseo?
Cambiar de trabajo.

¿Qué emociones te provoca imaginar que ya lo has conseguido?
Alegría, estabilidad, motivación.

¿Qué escenarios te excitan?
La exhibición.

¿Cómo erotizar tu deseo?
Imagina este escenario audaz: en un día caluroso, decides relajarte sin ropa en casa, siendo consciente de que tu vecino tiene visibilidad directa, y curiosamente, eso te excita aún más. Mientras te entregas a una fantasía estimulante en el sofá, suena tu teléfono, inicialmente interrumpiendo el momento. Pero al descubrir que es una oferta para un nuevo trabajo con el salario y las condiciones ideales, tu molestia se transforma instantáneamente en alegría.

Ahora, trasládate a una fiesta liberal. Te encuentras en medio de la pasión, compartiendo momentos íntimos con tu pareja mientras varias personas observan. En medio de esta experiencia, tu teléfono vibra, y al revisarlo, descubres un correo con el asunto «Propuesta laboral» o «Colaboración», añadiendo una capa adicional de felicidad a la ya excitante fiesta.

Este cuadro detallado fusiona la sensualidad del momento con la alegría de recibir noticias emocionantes, creando un escenario en el que los estímulos eróticos se entrelazan con las sensaciones profesionales.

2. Un nuevo coche

¿Cuál es tu deseo?
Comprar un coche.

¿Qué emociones te provoca imaginar que ya lo has conseguido?
Orgullo, independencia, felicidad.

¿Qué escenarios eróticos te excitan?
Recibir sexo oral.

¿Cómo erotizar este deseo?
Visualiza el acto de recibir sexo oral de alguien que despierta tu deseo, pero añádele un toque especial. Imagina que este encuentro erótico se desarrolla en el interior de tu flamante coche nuevo. Conecta con las sensaciones físicas que se desencadenan, sumando a la ecuación el orgullo y la alegría de haber adquirido recientemente este vehículo.

Profundiza en la escena sensorial: siente cómo el cuero de los asientos acaricia tu piel desnuda, deja que el distintivo aroma del coche nuevo impregne tus sentidos. O bien, visualiza el placer de conducir hacia la casa de tu amante en tu coche recién estrenado. Siente la emoción palpable y la anticipación que te embargan mientras te acercas, con la ansiedad por mostrarle tu adquisición.

Al capturar con precisión cada detalle, podrás explorar y disfrutar plenamente de la riqueza de sensaciones y emociones, elevando tu experiencia imaginativa a un nivel más profundo y gratificante.

3. Una nueva casa

¿Cuál es tu deseo?
Cambiar de casa.

¿Qué emociones te provoca imaginar que ya lo has conseguido?
Paz, estabilidad, satisfacción.

¿Qué escenarios te excitan?
Andar sin ropa, hacer un trío.

¿Cómo erotizar este deseo?
Visualiza que te paseas por los espacios de tu nueva casa completamente desnudo o desnuda, disfrutando de la conexión con el suelo que más te cautiva. De repente, suena el timbre, y, al abrir la puerta, entran dos personas dispuestas a explorar nuevas experiencias contigo en un apasionante trío.

Imagina la escena: tu casa, parcialmente sin amueblar y con cajas apiladas que contienen tus pertenencias, ofrece un escenario versátil para la actividad sexual. Puedes apoyarte sobre las cajas, explorar la recién adquirida cama o disfrutar del sofá o la mesa del comedor, creando un ambiente lleno de posibilidades.

Concéntrate en las sensaciones: siente la suave brisa que entra por la ventana acariciando tu piel desnuda, mientras cuatro manos exploran cada centímetro de tu cuerpo. Experimenta la excitación sexual mezclada con la profunda satisfacción de haber logrado el hito de tener tu propia casa.

Esta representación detallada te sumergirá en un mundo de placer sensorial y emocional, donde la fantasía y la realidad se entrelazan de manera vívida.

4. Irte de vacaciones

¿Cuál es tu deseo?
Hacer un viaje.

¿Qué emociones te provoca imaginar que ya lo has conseguido?
Relajación, curiosidad, gratitud.

¿Qué escenarios te excitan?
Un masaje erótico, el sexo tántrico.

¿Cómo erotizar este deseo?
Imagina que has llegado a tu destino soñado, ya sea en un entorno rural o urbano, tiene que ser un destino que te provoque mucha curiosidad. Ahora, visualiza cómo caminas hacia tu hotel, anticipando el masaje erótico que te espera. A medida que avanza la fantasía, puedes decidir si prefieres dar o recibir el masaje, o incluso ambas cosas. Tienes la libertad de compartir este momento íntimo con tu pareja o con alguien que hayas conocido durante el viaje.

Luego, con esta persona o cualquier otra que elijas, decides explorar varios ejercicios de sexo tántrico. Incluye prácticas como mirar a los ojos a la otra persona, respirar en sincronía, disfrutar de masajes de *yoni* o *lingam* y experimenta un encuentro sexual sumamente lento y apasionado. Todo esto ocurre en el destino que más anhelas, añadiendo un toque de magia a tu imaginación y haciendo que cada detalle sea aún más especial. Sientes relax y mucha gratitud por estar en este destino viviendo estas experiencias.

La combinación de un viaje con el tipo de sexo que más disfrutas puede dar lugar a fantasías muy elaboradas y fáciles de erotizar.

5. Encontrar el amor

¿Cuál es tu deseo?
El amor.

¿Qué emociones te provoca imaginar que ya lo has conseguido?
Emoción, armonía, felicidad.

¿Qué escenarios te excitan?
Sexo aventurero.

¿Cómo erotizar este deseo?

Imagina que has conocido a alguien por quien sientes mucha atracción física y complicidad sexual. Puedes proponerle cosas que experimentar, y le gustan todas tus propuestas, al igual que a ti casi todo lo que esa persona te propone. Juntos, os embarcáis en un viaje de sexo salvaje sin límites. Pero más allá del sexo aventurero, esta persona te ofrece apoyo, comprensión y amor.

Sientes la emoción del enamoramiento, notas un nudo en tu estómago y una sonrisa en la cara cada vez que piensas en ella. También experimentas armonía interior, incluso cuando estás imaginando escenas de sexo salvaje con esta persona. Del mismo modo, sientes alivio al saber que no necesitas aguantar más citas incómodas porque ya has encontrado lo que buscabas.

Por lo general, es más fácil erotizar el deseo del amor, ya que el buen sexo y el amor suelen ir de la mano.

Es importante que sepas que estas son solo algunas sugerencias. Las fantasías sexuales, al igual que los deseos y los objetivos, son muy personales. Solo quería mostrarte que cualquier cosa, aunque no parezca sexi, como buscar trabajo, se puede erotizar. Es un buen ejercicio para cultivar tu imaginación erótica.

EJERCICIO

EROTIZAR EL DESEO

En resumen, esta técnica consiste en...

1. Pensar en algo que deseas materializar.
2. Imaginar que ya lo tienes.
3. Pensar en las emociones que te provoca.
4. Imaginar un escenario sexual que sucede en el entorno de tu deseo manifestado.

¡Y ya está!

PUNTOS CLAVE

◊ La imaginación es la capacidad de visualizar y sentir metas como si ya formaran parte de la realidad. Es el catalizador que convierte los sueños en experiencias tangibles.

◊ En *Piense y hágase rico,* Napoleon Hill enfatiza la importancia de la imaginación para convertir deseos en realidad, al ser el mecanismo para crear planes y alcanzar objetivos. Hill cree que la imaginación es crucial para canalizar la energía sexual hacia el éxito.

◊ La imaginación es fundamental tanto en la magia sexual como en la ley de la atracción. Visualizar metas de manera clara y vívida envía mensajes positivos al universo, atrayendo resultados deseados.

◊ Sentir emociones asociadas a la consecución de metas refuerza la visualización. La gratitud juega un papel clave al enfocarse en lo positivo, generando una frecuencia que atrae las experiencias deseadas.

◊ La imaginación erótica es una fuente de inspiración tanto para la vida íntima como para la creación literaria. La pornografía puede afectar a la capacidad imaginativa de algunas personas, pero otras pueden encontrar que estimula su creatividad. Se puede cultivar la imaginación erótica para enriquecer la vida sexual.

◊ La técnica de erotizar el deseo implica fusionar metas no sexuales con escenarios sexuales para materializar los deseos. Involucra visualizar la emoción y el contexto erótico en torno a un objetivo, como terminar de pagar una hipoteca o cambiar de trabajo. La clave está en visualizar el deseo y asociarlo con emociones positivas y escenarios eróticos. Si se experimenta resistencia o la técnica parece inalcanzable, se pueden explorar diversas aproximaciones para adaptarse a diferentes preferencias y estilos.

Capítulo 8

SIGILOS

Un símbolo tiene el poder de hacer que algo invisible se vuelva visible.

CARL JUNG

El poder de los símbolos

Los sigilos son símbolos o imágenes cargadas con un significado o intención específica. Estos símbolos se utilizan en prácticas mágicas y esotéricas como una forma de representar y canalizar deseos, intenciones o energías hacia un objetivo deseado.

La creación de un sigilo generalmente implica escribir una frase corta que encapsule el deseo o la intención, eliminando luego las letras repetidas y combinando las letras restantes en una forma abstracta o creativa. Este proceso se realiza para que el sigilo final sea una representación visual del deseo o la intención original, pero sin ser reconocible directamente como tal.

Una vez creado, el sigilo se carga con energía a través de técnicas como la visualización, la meditación o el ritual, y luego se utiliza como un símbolo de enfoque durante el trabajo mágico para manifestar el deseo o la intención original.

Los sigilos se consideran una forma poderosa de trabajar con la mente subconsciente y la energía simbólica para lograr los resultados deseados en diversos aspectos de la vida, como el amor, la salud, la prosperidad o el crecimiento personal.

¿Cómo crear un sigilo?

Crear un sigilo es un proceso creativo y personal que implica transformar un deseo o una intención en un símbolo gráfico único y poderoso. Aunque existen varios métodos, a continuación, te explicaré dos de mis favoritos.

MÉTODO 1: SIGILOS CON LETRAS

- **Paso 1.** Como siempre, primero debes definir tu intención. Es importante que sea positiva y que esté formulada en términos afirmativos. Saca tu **cuaderno de sigilos** —lo ideal es que tenga papel liso, ya que es para dibujar—. Escribe tu intención en una frase breve y concisa, como «soy feliz y gozo de buena salud» o «atraigo la abundancia a mi vida» o «he encontrado pareja y estoy feliz». Para este ejemplo, utilizaré la frase: «Yo soy un imán para el dinero».
- **Paso 2.** Escribe la frase en mayúsculas, eliminando los espacios: «YOSOYUN IMÁNPARAELDINERO».
- **Paso 3.** Elimina todas las letras repetidas. Solo necesitas usar cada letra una vez en tu sigilo. El resultado, en mi ejemplo, será: «YOSUNIMAPRELD».
- **Paso 4.** Ahora, con las letras restantes, comienza a experimentar con diferentes formas y diseños hasta crear un símbolo único que represente tu intención. Puedes combinar las letras de formas creativas o dibujar un símbolo abstracto que tenga un significado personal para ti, o incluso puedes jugar con el azar. Es totalmente personal y no hay reglas sobre cómo crear el sigilo perfecto. Para que sea aún más potente, piensa en las emociones que materializar tu deseo te creará, y transfiérelas a tu sigilo. Yo he organizado las letras así, «YOSUNIMAPRELD», de una manera aleatoria.

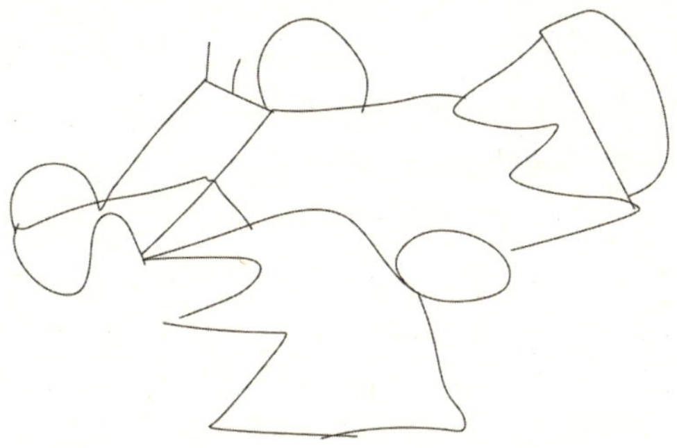

❖ **Paso 5.** Una vez que tengas un diseño que te guste, simplifica y refina los detalles para asegurarte de que ya no se parezca a las letras que escribiste. Debe ser una forma visualmente atractiva. Durante este proceso, no olvides transferir las emociones que deseas manifestar al dibujo. Puedes simplificarlo varias veces hasta que se quede totalmente irreconocible.

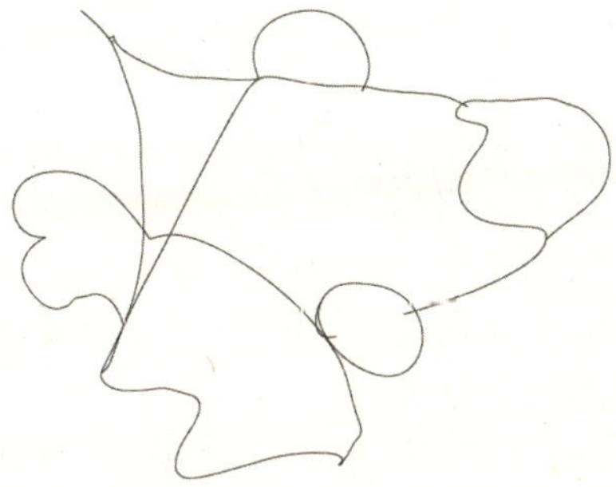

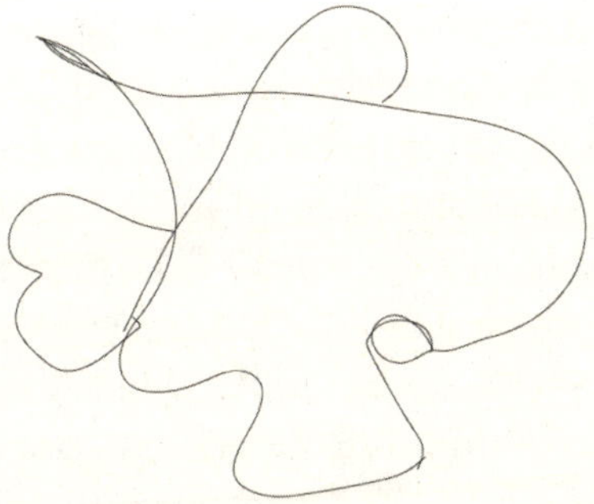

Repite este paso hasta que tengas una forma que no se parezca a las letras originales. Una vez que tengas el sigilo final, dibuja un círculo alrededor para enmarcarlo. Guarda esta última versión y deshazte de los dibujos preliminares.

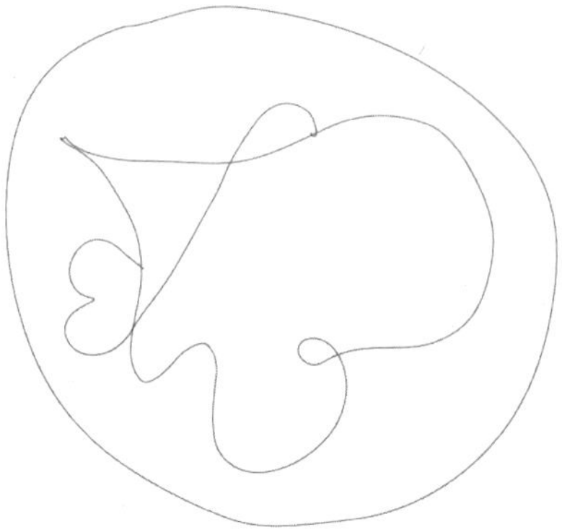

Método 2: sigilos de forma libre

A diferencia del método anterior, esta técnica se enfoca en las sensaciones que materializar tu deseo te provoca.

- **Paso 1.** Abre tu cuaderno de sigilos y sostén el lápiz en tu mano no dominante.
- **Paso 2.** Cierra los ojos y simplemente visualiza tu objetivo en tu mente y concéntrate en él. Permítete llenarte con las emociones y sentimientos que te provoca.
- **Paso 3.** Mantén los ojos cerrados y coloca tu lápiz en tu mano no dominante, cierra los ojos y piensa en aquello que deseas alcanzar; especialmente, enfócate en las emociones que provoca en ti. En la página, dibuja cómo te hace sentir. Déjate llevar por tus sentimientos. Dibuja tu sigilo basándote en lo que sientes como correcto, en lugar de seguir un método formulado. Hay quienes creen que los sigilos dibujados de esta manera son más potentes, porque realmente estás sintiendo lo que estás haciendo. Deja que tu lápiz trace algunos garabatos según tu intuición y deja que el sentimiento de la emoción que te provoca

lograr tus deseos u objetivos sea tu guía, déjate conducir por la alegría, la satisfacción, la emoción..., lo que sea que tu visualización te provoque.

- **Paso 4.** Detente cuando sientas que ya lo has hecho. Abre los ojos y observa lo que te parecerá un garabato sinsentido. Pero este es un símbolo muy profundo y una expresión de tu subconsciente.
- **Paso 5.** Dibuja un círculo alrededor de tu garabato, y está tu sigilo.

A continuación, incluyo el ejemplo de un sigilo creado con el mismo deseo (ser un imán para el dinero). Cuando me concentré en mis sensaciones, pensé en la tranquilidad que el dinero me proporciona, además de la sensación de flexibilidad y libertad al saber que podría viajar sin obstáculos y vivir más cómoda, disfrutando de una vida plena. También noté la sensación de gratitud y de sentirme muy afortunada, guiada y protegida por el universo.

Recuerda que no hay una forma correcta de hacerlo, la única forma correcta es la tuya. Además, las sensaciones que un deseo provoca en alguien varían de persona a persona.

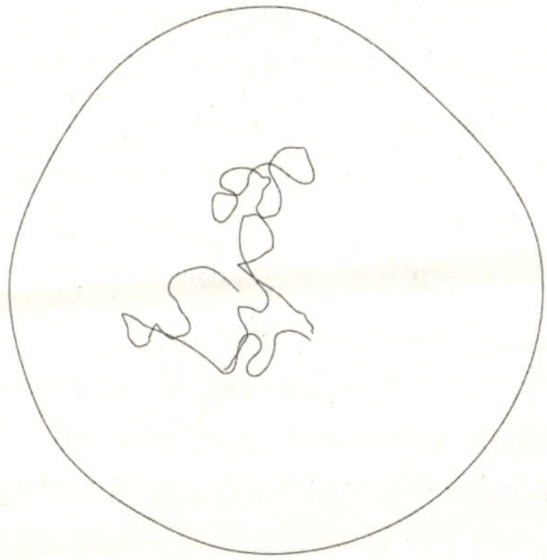

Ya que la creación de un sigilo es un proceso personal y creativo, siéntete libre de experimentar y encontrar lo que funciona mejor para ti. Una vez que hayas creado tus sigilos, cárgalos con energía concentrando tu intención en cada uno de ellos. Puedes repetir el proceso hasta crear tres sigilos, cada uno representando un deseo distinto.

En lugar de usarlos para un ritual de magia sexual inmediatamente, déjalos de lado durante un tiempo; de esta manera, se espera que tu mente consciente pierda cualquier concepto de los propósitos previstos de los sigilos. Cuando los uses, la energía directa no estará bloqueada por la mente consciente y trabajarás directamente con el inconsciente. Conocer conscientemente el propósito del sigilo, según esta técnica, solo estorbará.

Dado que se dice que tres es el número mágico, yo suelo crear tres sigilos y los dejo «olvidados» durante unos días hasta que ya no recuerdo cuál es cuál. No importa, porque mi subconsciente sí lo sabe.

Cuando estés preparado o preparada para usarlos, toma uno al azar. A continuación, te explicaré cómo cargarlo y usarlo en un ritual de magia sexual.

Cómo cargar un sigilo en un ritual de magia sexual

Antes de comenzar el ritual, asegúrate de preparar un espacio tranquilo y cómodo donde sientas relax y seguridad. Puedes encender velas, quemar incienso o crear cualquier otra atmósfera que te ayude a conectarte con tu energía interior.

- **Elige uno de tus sigilos,** preferiblemente uno cuyo significado específico no recuerdes conscientemente en este momento. Esto te permite centrarte en cultivar la energía sexual sin distraerte, pensando en el significado del sigilo o en tus deseos. Lo esencial es que tu subconsciente aún recuerda lo que representa, y eso es todo lo que importa. Coloca el sigilo en un lugar donde puedas verlo fácilmente durante el momento del orgasmo. Por ejemplo, pégalo en la pared cercana o mantenlo cerca de ti.
- **Crea un estado de excitación.** Utiliza técnicas de estimulación sexual para crear un estado de excitación y un nivel de

energía sexual elevada. Esto podría incluir la estimulación manual, la masturbación o cualquier otra práctica que te ayude a despertar tu energía sexual. En esta fase, estimúlate como harías normalmente. No tengas prisa para llegar al orgasmo. Intenta cultivar mucha energía sexual.

- **Carga el sigilo.** Cuando desees llegar al orgasmo, mira tu sigilo y suelta tu orgasmo. Imagina que estás proyectando tu energía sexual hacia él. Siente cómo la energía fluye desde tu cuerpo hacia el sigilo, cargándolo con tu intención y con tu poder.
- Existe la opción de cargar un sigilo en un ritual de magia sexual con semen, fluido vaginal o sangre menstrual, lo cual implica aprovechar la energía y la intención que hay detrás de estos fluidos corporales para potenciar el sigilo y materializar tu objetivo. Esta parte es totalmente opcional.
- **Agradece y cierra el ritual.** Una vez que hayas terminado, tómate un momento para agradecer a la energía sexual y al universo su apoyo.

Cómo deshacerte de un sigilo utilizado

Una vez que hayas utilizado un sigilo en un ritual de magia, hay varias opciones sobre qué hacer con él:

- **Enterrarlo o quemarlo.** Algunas personas eligen enterrar el sigilo en la tierra o quemarlo como una forma de liberar la energía y la intención que han sido cargadas en él. Este acto simboliza dejar ir el deseo al universo para que se manifieste en la realidad. Si no tienes acceso a un lugar para enterrarlo o prefieres no usar fuego, puedes desecharlo en la basura sin problema. No se trata de un objeto sagrado; una vez que lo hayas usado, el universo ya está en proceso de trabajar con él.
- **Guardarlo en un lugar especial.** Otra opción es guardar el sigilo en un lugar especial, como un altar o una caja de recuer-

dos, como un recordatorio físico de tu intención y del trabajo mágico que has realizado.

- **Desactivarlo.** Algunas personas prefieren desactivar el sigilo una vez que su deseo se ha materializado. Esto se puede hacer trazando una «X» sobre el sigilo o borrando las líneas o letras que lo componen. Esta acción simboliza el cierre del proceso mágico y la liberación de la energía del sigilo.
- **Reutilizarlo.** Si tu deseo aún no se ha manifestado, puedes reutilizar el sigilo en futuros rituales de magia. Para hacerlo, simplemente repite el proceso de manifestación orgásmica.

Yo suelo utilizar mis sigilos una sola vez, especialmente si los cargo con fluidos sexuales. Me gusta más la idea de que el universo está trabajando a mi favor para materializar mis deseos más profundos, en lugar de repetir con los mismos.

Los sigilos y el subconsciente

Los sigilos son herramientas poderosas en la magia debido a su capacidad para comunicarse directamente con el subconsciente. Al crear un sigilo, estás condensando una intención o un deseo en un símbolo visual único. Aunque puedas olvidar conscientemente el significado exacto de un sigilo, tu subconsciente retiene esa información y continúa trabajando en el proceso de manifestación.

Esta capacidad para comunicarse directamente con el subconsciente hace que los sigilos sean una herramienta efectiva para la magia, ya que permiten trabajar en un nivel más profundo de la mente sin necesidad de un recordatorio consciente constante. Aunque puedas olvidar conscientemente el significado de un sigilo, su poder persiste en el nivel subconsciente, obrando para manifestar tus deseos en la realidad.

El método del sigilo opera basándose en la idea de que tu mente subconsciente realiza la mayoría de la «navegación» que implica la vida diaria. Cuando te aferras a una idea conscientemente, tu mente interfiere automáticamente invocando lo opuesto. Por ejemplo, si estás pensando conscientemente en la afirmación «soy rico», tu mente subconsciente interviene para definir esa idea contrastándola (llamando la atención sobre ideas de pobreza para definir lo que significa «ser rico»). Al condensar la idea en un sigilo, puedes comunicar la idea a tu mente subconsciente, evitando la necesidad de lenguaje (que es como tu mente consciente se comunica).

Cuando «olvidas» el sigilo y su significado, tu subconsciente recuerda la intención y te lleva, automáticamente, hacia ella sin enfocarte en su opuesto, que es lo que sucede cuando tu mente consciente se enfoca en ella.

Sigil stories

Recuerdo que una vez quedé con un amigo para cenar y, mientras nos poníamos al día de nuestras vidas, le hablé sobre la magia sexual. Estaba muy intrigado y le expliqué el método del sigilo en particular. Pensó que era muy interesante y le pregunté qué quería manifestar. Él tiene una tienda *online* y su sueño era vender cinco mil euros al día en mercancías.

Debemos tener en cuenta que esto no estaba muy lejos de lo que ya estaba ganando. Ya estaba en el rango de los tres mil a los cuatro mil euros diarios, pero quería aumentar sus ingresos. Hicimos un sigilo basado en la frase: «Gano cinco mil euros al día en mi tienda virtual» en mi cuaderno.

Para ello, le pedí que pensara en qué emociones sentiría al ganar esa cantidad, y me respondió que satisfacción, estabilidad, motivación y tranquilidad. Entonces, creamos el sigilo con todas esas emociones en mente. Arranqué la página de mi cuaderno y se la di. Luego lo olvidamos por completo mientras disfrutábamos de una deliciosa cena.

Tres semanas después, recibí un mensaje suyo con una captura de pantalla. Había estado ganando cinco mil euros al día durante más de una semana, y me lo agradecía. Pensé: «¡Guau, esto realmente funciona!». Me hizo pensar en mi propia magia y que tal vez debería plantearme metas más grandes, pero pensé también que lo que mi amigo había pedido no estaba tan fuera de su alcance, mientras que para mí ganar cinco mil euros al día sería increíble. Con todo, estaba emocionada al ver que este método realmente funcionaba.

Tengo otra amiga que estaba soltera, pero deseaba mantener una relación de pareja. Estaba en contra de las aplicaciones de citas, le parecía cuando menos incómodo salir con personas a las que solo conoces virtualmente. Pero al mismo tiempo, realmente quería conocer a alguien nuevo. Así que hicimos un sigilo para conocer posibles parejas de forma orgánica. Fue increíble, porque casi todos los días, cuando ella salía por Barcelona a hacer sus compras, a su clase de español o al trabajo, atraía mucha atención masculina, hasta el punto de que tenía muchas citas y las conocía a todas de manera natural, en persona, sin la mediación de ninguna aplicación. Después de algunas citas, decidió empezar a salir con una de esas personas, que se convirtió en su novio. Así que el sigilo de «atraigo hombres de forma natural» funcionó para ella.

VENTAJAS DEL MÉTODO DEL SIGILO

◊ Es un proceso creativo.

◊ No es necesario cambiar tus pensamientos o tus procesos mentales durante la estimulación sexual. Simplemente, miras el sigilo en el momento del orgasmo.

◊ Para aquellos a quienes les cuesta más utilizar otros métodos que requieren mayor imaginación, el sigilo es mucho más fácil y, tal vez, el menos intrusivo.

PUNTOS CLAVE

◊ Los sigilos son símbolos o imágenes cargadas con un significado o con una intención específica. Son utilizados en prácticas mágicas y esotéricas.

◊ Se crean a partir de una frase que encapsula el deseo o la intención, simplificando las letras y combinándolas en una forma abstracta.

- ◊ Se cargan con energía a través de técnicas como la visualización, la meditación o el ritual, y se utilizan como un símbolo para enfocarse en la materialización del deseo.
- ◊ Se recomienda cargar los sigilos concentrando la intención en ellos y utilizarlos como símbolos en rituales mágicos.
- ◊ Se sugiere crear varios sigilos y dejarlos «olvidados» durante un tiempo para que la mente consciente pierda el entendimiento de su propósito.
- ◊ Se utilizan sigilos en rituales de magia sexual para potenciar la energía del deseo.
- ◊ Para deshacerse de un sigilo utilizado, hay varias opciones: enterrarlo, quemarlo, guardarlo como un recordatorio o desactivarlo.

Capítulo 9

MANIFESTACIÓN ORGÁSMICA SIN ORGASMOS

> El sexo es energía sin refinar. Tiene que ser transformado y es a través de la transformación como se encuentra la trascendencia.
>
> Osho

Manifestación orgásmica sin orgasmos

Aunque los orgasmos son experiencias placenteras y poderosas, no son el único objetivo del placer sexual. Durante mi trayectoria como activista del orgasmo, he recibido innumerables mensajes de mujeres que no han experimentado orgasmos. En lugar de enfocarse exclusivamente en alcanzar el clímax, animo a estas mujeres a explorar su propio cuerpo y a buscar el placer en todas sus formas. Es importante reconocer que el placer sexual va más allá del orgasmo y puede manifestarse a través de la excitación y la conexión íntima, sin llegar necesariamente al clímax.

La transmutación sexual, como descubrí en el libro *Piense y hágase rico* de Napoleon Hill, ofrece una forma de canalizar la energía sexual sin necesidad de llegar al orgasmo ni de estimularse físicamente. Aunque este libro no está centrado en la sexualidad ni en la manifestación del placer, sino en el desarrollo personal y en el éxito, presenta conceptos que pueden ser aplicados al ámbito sexual y emocional de manera poderosa.

Hill escribió: «La simple posesión de esa energía no basta para producir un genio. La energía tiene que ser transmutada de un deseo de contacto físico en alguna otra forma de deseo y acción, antes de que le eleve a uno al estatus de genio. Lejos de convertirse en genios gracias a unos grandes deseos sexuales, la mayoría de los hombres se degradan a sí mismos con una mala interpretación y utilización de esa gran fuerza, hasta alcanzar el estatus de animales inferiores».[1]

Por desgracia, Napoleon Hill no proporciona una guía detallada sobre cómo practicar la transmutación sexual. Dado que *Piense y hágase rico* fue publicado por primera vez en 1937, en una época en la que hablar abiertamente sobre energía sexual era tabú, es comprensible que Hill no profundizara en este tema.

Sin embargo, aunque el libro no ofrece instrucciones específicas, plantea la idea de que la energía sexual puede ser canalizada hacia la consecución de metas y objetivos en la vida, en lugar de ser disipada en el acto del orgasmo. Este concepto ha sido explorado y desarrollado por otros autores y practicantes a lo largo del tiempo.

¿Qué es la transmutación sexual, exactamente?

La transmutación sexual se refiere a la canalización y la transformación de la energía sexual en energía de un nivel más elevado. Esta práctica se asocia comúnmente con tradiciones esotéricas y filosofías orientales, como el tantra y el taoísmo.

La idea detrás de la transmutación sexual es que la energía sexual, que es una de las formas más poderosas de energía en el ser humano, puede ser dirigida y canalizada para propósitos más elevados que el placer físico, como el crecimiento espiritual, la creatividad y el desarrollo personal.

La transmutación sexual se realiza a través de técnicas específicas que implican el control consciente de la energía sexual y su redireccionamiento hacia otras áreas de la vida. Como dijo Hill, «pasando de un deseo de contacto físico a alguna otra forma de deseo y acción».

Transmutar la energía sexual hacia tus objetivos para materializarlos implica dirigir, conscientemente, la poderosa energía sexual hacia la realización de tus deseos y metas en lugar de simplemente

1 *Op. cit.*, p. 189.

liberarla a través del acto sexual. En vez de sucumbir a los impulsos sexuales, se trata de canalizar esa energía hacia la consecución de tus objetivos vitales no sexuales.

Imagínate que sientes una acumulación de energía sexual en tu cuerpo. En lugar de satisfacer ese impulso de inmediato a través de la masturbación o del sexo compartido, puedes emplear técnicas como la visualización, la respiración o la meditación para cambiar tus pensamientos de deseo sexual y reemplazarlos por pensamientos relacionados con la realización de tus deseos no sexuales, como comprar un coche, cambiar de trabajo o encontrar el amor.

Además de la visualización y la imaginación, puedes comenzar a emprender acciones concretas que te acerquen a la realización de tus objetivos. Por ejemplo, si tu deseo es cambiar de trabajo, además de visualizarlo, puedes comenzar a buscar ofertas de empleo *online* o actualizar tu currículum. Si deseas ponerte en forma, puedes comenzar a hacer ejercicio físico.

Al dirigir tu energía sexual hacia metas y objetivos específicos, sentirás un aumento de tu motivación y de tu determinación para lograrlos. Esta práctica te permite aprovechar la energía poderosa y creativa de la sexualidad para impulsarte hacia el éxito en otras áreas de tu vida.

A continuación, veremos varias maneras de conseguirlo. Por ejemplo, hay que reconocer y aceptar la energía sexual como una fuerza poderosa dentro de ti. Mantén tu atención en tus objetivos y deseos, en lugar de dejar que la energía sexual te domine.

Podrías meditar y visualizar claramente tus objetivos y deseos manifestándose en tu vida. Imagina cómo te sentirías al lograrlos (qué emociones suscitaría en ti) y mantén esa imagen en tu mente mientras transmutas la energía.

También podrías utilizar la respiración consciente para dirigir la energía sexual hacia arriba, a lo largo de tu columna vertebral y hacia los centros energéticos superiores de tu cuerpo, como el corazón o el tercer ojo. Inhala profundamente imaginando que estás inhalando la energía sexual y exhala llevándola hacia tus objetivos.

Si te gustan las afirmaciones, pronuncia mental o verbalmente frases en positivo que representen tu deseo. También puedes escucharlas o escribirlas durante el proceso de transmutación. Así enfocarás tu mente en tus intenciones. Esto refuerza tu conexión con tus deseos y aumenta la efectividad de la transmutación.

Otra técnica sería mover el cuerpo para canalizar la energía sexual. Prácticas como el yoga, el taichi o el *qi gong* pueden ser útiles en este sentido. También podrías bailar como si celebraras que ya has conseguido el objetivo que deseas materializar.

La transmutación sexual no tiene por qué reemplazar la magia sexual, que implica estimulación sexual y alcanzar el clímax. Ambas prácticas pueden combinarse perfectamente y se pueden utilizar en diferentes momentos, según las circunstancias y preferencias personales.

Por ejemplo, imagina que estás en un viaje en tren y, mientras contemplas el paisaje por la ventana, notas que tu mente se llena de fantasías eróticas y tu cuerpo se llena de energía sexual. Dado que no puedes llevar a cabo ninguna actividad sexual en esa situación, puedes aprovechar ese aumento de energía para dirigir tus pensamientos hacia tus objetivos y deseos. Puedes comenzar a visualizar y planificar cómo alcanzar esas metas mientras estás en el tren.

Luego, cuando llegues a casa y tengas la oportunidad de practicar un ritual de magia sexual, podrás hacerlo. Esta combinación te permite utilizar la energía sexual de manera creativa y constructiva, ya sea para manifestar deseos específicos o para canalizarla hacia otros aspectos importantes de tu vida cuando no es conveniente o posible dedicarse a la actividad sexual.

El poder del *edging*

El *edging* es una práctica sexual que implica llegar al borde del orgasmo y luego detenerse a propósito para retrasar la eyaculación o el clímax. En lugar de dejar que el orgasmo suceda de inmediato, la persona que practica el *edging* se detiene justo antes de llegar al punto de no retorno y luego vuelve a estimularse para prolongar la experiencia sexual.

Esta técnica se utiliza tanto en el contexto de la masturbación como durante las relaciones sexuales con una pareja. Su objetivo principal es aumentar la excitación sexual y prolongar el placer antes de experimentar el clímax. Puede ayudar a intensificar las sensaciones sexuales y permitir un mayor control sobre la respuesta orgásmica.

El *edging* puede practicarse de diversas maneras, mediante la estimulación manual, oral o mediante la penetración. Algunas personas también combinan el *edging* con técnicas de respiración y relajación para prolongar aún más la experiencia sexual.

Para algunas personas, el *edging* puede ser una forma de explorar su capacidad para controlar la excitación sexual y mejorar la intimidad con su pareja. Sin embargo, es importante practicarlo de manera segura y consensuada, comunicándose abierta y claramente con la pareja sobre los límites y las preferencias.

Edging sin orgasmo en la magia sexual

Aunque el objetivo típico del *edging* es prolongar la excitación sexual para mejorar la intensidad del orgasmo, también puede realizarse con el fin de aumentar la energía sexual y luego canalizar esa energía hacia objetivos específicos, de forma similar a lo que se hace en la transmutación sexual. En resumen, el *edging* implica una estimulación sexual previa seguida de la contención del orgasmo.

Por mi experiencia, puedo decir que esta práctica requiere una gran autodisciplina. Al iniciar la estimulación sexual, noto cómo la energía se concentra en mi entrepierna, pero, a medida que avanza la estimulación, percibo cómo esa energía se expande por todo mi cuerpo y afecta a mi respiración, que se vuelve más profunda y lenta. Cuando llego a un punto en el que he estado cerca del orgasmo varias veces sin llegar a él, decido detener la estimulación y canalizar esa energía hacia otros objetivos no sexuales o realizar otras actividades no relacionadas con el sexo.

Curiosamente, he descubierto que este aumento de energía es como tomar un café fuerte cuando no he dormido bien; es realmente revitalizante. Sin embargo, mantener la disciplina para detener la estimulación cuando estoy a punto de tener un orgasmo explosivo puede ser todo un desafío.

Edging con orgasmo en la magia sexual

En lugar de evitar el orgasmo, puedes emplear la técnica del *edging* para incrementar tu energía sexual y mejorar la calidad de tu orgasmo al practicar magia sexual, utilizando así tu energía orgásmica para materializar tus deseos.

Veamos la diferencia entre distintas prácticas con y sin orgasmo en la siguiente tabla.

	¿Estimulación sexual?	**¿Orgasmo?**
Transmutación sexual	No	No
Edging	Sí	No siempre
Magia sexual	Sí	Sí

PUNTOS CLAVE

◊ El placer sexual no se limita al orgasmo y puede manifestarse a través de la excitación y la conexión íntima.

◊ La transmutación sexual es una práctica que canaliza la energía sexual hacia metas y objetivos vitales, en lugar de disiparla en el acto del orgasmo.

◊ La idea de la transmutación sexual se encuentra en el libro *Piense y hágase rico* de Napoleon Hill, aunque este no profundizó en el tema debido al tabú en torno a la energía sexual en ese momento.

◊ La transmutación sexual implica dirigir conscientemente la energía sexual hacia la realización de deseos y metas no sexuales en la vida, mediante técnicas como la visualización, la respiración y la acción concreta.

◊ Hay diversas técnicas para practicar la transmutación sexual, como la meditación, la visualización, la respiración consciente y el movimiento del cuerpo.

◊ La transmutación sexual no reemplaza la magia sexual, sino que ambas prácticas pueden combinarse según las circunstancias y preferencias personales.

◊ El *edging* es una práctica sexual que implica llegar al borde del orgasmo y luego detenerse para retrasar la eyaculación o el clímax. También puede practicarse sin llegar al orgasmo, con el fin de aumentar la energía sexual y canalizarla hacia objetivos específicos, de forma similar a como se hace con la transmutación sexual.

◊ El *edging* puede emplearse para aumentar la energía sexual y mejorar la calidad del orgasmo al practicar magia sexual, utilizando la energía orgásmica para materializar deseos y metas.

Capítulo 10

MANIFESTACIÓN ORGÁSMICA EN PAREJA

Individualmente, somos una gota. Juntos, somos un océano.

RYUNOSUKE SATORO

La magia compartida

Siempre he percibido el acto de penetración como un momento mágico, particularmente cuando se forja un profundo vínculo emocional entre los amantes. Es una danza íntima, una fusión sublime donde dos cuerpos se entrelazan para formar una sola entidad, explorando la profundidad de su conexión y canalizando juntos la energía de una fuerza celestial. Es una experiencia casi indescriptible, imbuida de pura y enigmática magia.

Multiplicar el poder

Lo que he compartido hasta ahora se centra en la manifestación orgásmica en el ámbito individual. Reconozco que tengo menos experiencia cuando se trata de practicarla en pareja. Aunque mi trabajo profesional implica escribir reseñas y diseñar juguetes eróticos, lo cual considero una forma de magia en sí, rara vez incorporo estos elementos en mis relaciones íntimas personales.

A pesar de estar inmersa en el mundo de la sexualidad a través de mi profesión, cuando estoy con una persona real tiendo a dejar de lado los juguetes eróticos y me enfoco en el momento presente, valorando cada sensación y la conexión emocional que surge con la otra persona. Prefiero experimentar estar presente, disfrutar de la sensación de piel con piel, compartiendo un momento lleno de emociones.

Mi intención siempre ha sido utilizar el acto sexual como una manera de mantener la intimidad y la conexión emocional en mis relaciones. Para mí, el sexo es una forma de expresar amor de manera no verbal, y he comprobado que centrarme en mi pareja durante esos momentos fortalece nuestra conexión y el afecto mutuo.

Aunque he practicado la manifestación en solitario, dirijo toda mi energía amorosa hacia mi pareja durante mis relaciones íntimas, evitando distracciones y manteniendo la atención en el presente. Pensar en romper la burbuja y centrarme en un objetivo no sexual en un momento clave no es algo que haya deseado realmente.

A pesar de estos desafíos, no quiero desanimarte. La práctica de la manifestación orgásmica en pareja puede ser realmente maravillosa y puede agregar una nueva dimensión a tu vida sexual. Además, al trabajar juntos, pueden duplicar la energía hacia un deseo compartido, lo que potencialmente aumenta su efectividad.

Lo más importante al practicar magia sexual en pareja es tener una pareja que tenga una mente abierta y esté dispuesta a explorar estos temas esotéricos contigo. Como mencioné en la introducción de este libro, estamos fusionando dos temas tabúes: el sexo y el esoterismo. Sin embargo, sé que para muchas personas puede resultar difícil hablar abiertamente sobre el sexo, incluso con su pareja, y abordar temas esotéricos puede provocar rechazo, especialmente entre aquellos que tienen una mentalidad más científica y racional.

Si tu pareja no comparte tus inquietudes sobre la manifestación orgásmica, podría ser un desafío importante. Sin embargo, mi consejo sería probarlo juntos y ver si funciona. Lo peor que puede pasar es que disfruten de una experiencia íntima placentera, incluso si no logran cumplir un deseo específico a través de la magia sexual.

Aunque no tengo pruebas científicas, estoy convencida de que la energía sexual que se genera en una pareja es única, poderosa y superior a lo que se puede generar individualmente. La excitación es más intensa y compleja, ya que implica estimulación en múltiples niveles, tanto físicos como emocionales. Como hemos visto en capítulos anteriores, las emociones desempeñan un papel básico en el proceso de manifestación.

Por lo tanto, hay muchos incentivos para explorar la manifestación orgásmica en pareja y disfrutar de sus beneficios.

Un deseo individual para sexo en pareja

Hay varias formas de practicar la manifestación orgásmica en pareja. Si te encuentras con una pareja que no necesariamente comparte estas creencias, pero aun así te apoya, una solución podría ser aplicar la técnica básica juntos. Por ejemplo, al comienzo de vuestro encuentro sexual, puedes establecer una intención clara y luego enfocarte en ella cuando sientas que el orgasmo está cerca.

De esta manera, podrás aprovechar la gran cantidad de energía sexual que has acumulado junto con tu pareja y dirigirla hacia tu deseo. La magia sexual se convierte así en un proceso interno, individual, pero compartiendo la experiencia sexual para aprovechar la energía generada por dos personas.

El otro miembro de la pareja solo ofrece su apoyo energético. Es una forma de colaboración en la que ambas partes pueden participar y beneficiarse, incluso si no comparten las mismas creencias.

La importancia del consentimiento

Considera informar a tu pareja sobre tus intenciones. El consentimiento es fundamental en cualquier relación, especialmente en cuestiones sexuales. Es una muestra de respeto mutuo y una forma de mantener una comunicación abierta y saludable. No recomendaría practicar magia sexual en pareja si una de las partes no es consciente de ello.

Tomar la decisión de compartir tus intenciones de manifestación depende de varios factores, entre ellos, la relación que mantengas con la otra persona y su receptividad hacia temas esotéricos. Si decides compartirlo, es importante asegurarte de que la intención de tu práctica sea algo que también apoyaría tu pareja.

Una ventaja de compartirlo es que tu pareja podría ayudarte a lograr ese objetivo de manera más práctica, no solo en el ámbito sexual, sino también mediante acciones concretas para hacer realidad tu deseo. Además, contar con el apoyo del otro podría convertirse en una fuente de responsabilidad mutua, lo cual fortalecería aún más vuestra conexión.

«No me cuentes tus planes, enséñame tus resultados»

Algunas personas prefieren mantener sus prácticas espirituales o mágicas como algo privado y personal. Si te sientes más cómodo o más cómoda manteniendo tus intenciones en secreto, está bien que lo hagas así. Escucha tu intuición.

Cada uno expresa su deseo personal

Otra propuesta sería aprovechar la energía acumulada durante el encuentro sexual para dedicarla a vuestros deseos respectivos. En este caso, cada uno establece su intención al inicio y vuelve a concentrarse en ella en el momento del orgasmo. La decisión de compartir o no el deseo es un asunto personal y debe ser respetada.

Un deseo compartido

En mi opinión, la magia sexual en pareja adquiere un nivel más interesante cuando se enfoca en un objetivo compartido. No solo se genera más energía sexual al vivir un momento íntimo con tu pareja que cuando se está en solitario, sino que, además, la energía canalizada hacia vuestro objetivo común se multiplica. Ejemplos de deseos compartidos podrían ser pagar la hipoteca, tener un hijo, cambiar de residencia o planificar un viaje.

Aunque en principio estas cosas no parecen excitantes de manera sexual, se trata de conectar con la emoción que provoca alcanzar estos objetivos. Es posible tener una conversación previa con tu pareja sobre estas emociones específicas antes de iniciar el contacto sexual. De este modo, podéis alinear vuestras energías y enfoques para potenciar el poder de vuestra magia sexual.

Sigilos

Como hemos visto en páginas anteriores, los sigilos son símbolos que representan tus deseos. Hay varias formas de trabajar con sigilos en pareja. En caso de que el enfoque esté en un deseo individual, puedes crear tus propios sigilos como lo harías en la magia sexual individual. Luego, puedes mantenerlos cerca durante el encuentro amoroso y asegurarte de que estén a la vista en el momento del orgasmo.

Puedes «bendecir» los sigilos con los fluidos sexuales y luego decidir cómo deseas deshacerte de ellos (consulta cómo en el capítulo 8).

En el caso de un deseo compartido, se pueden crear sigilos compartidos. Una vez que tengáis el diseño final de vuestro sigilo, podríais dibujarlo en el cuerpo del otro para que sea visible durante el clímax. Esta es una forma divertida, sensual y creativa de hacer los preliminares. Por supuesto, asegúrate de utilizar productos que no causen daño a la piel. Existen muchos productos ideales para este fin, como el chocolate corporal, que viene con un pincel, o pintura corporal hipoalergénica. Además, en el caso del chocolate corporal, ¡podrás lamer y comerte el sigilo después, lo cual puede ser una experiencia deliciosa y muy placentera!

Magia minimalista versus maximalista

Incorporar un ritual de magia sexual en tu rutina puede resultar divertido. Sin embargo, algunas parejas prefieren introducir cambios mínimos a lo que hacen normalmente, mientras que otras abrazarán un ritual más elaborado. Todo depende de los gustos y del momento de cada uno. Por ejemplo, puede que no siempre haya tiempo para realizar un ritual de magia sexual muy elaborado.

Para las parejas que prefieren interrumpir al mínimo sus prácticas sexuales habituales, propongo la siguiente opción.

EJERCICIO

OPCIÓN MINIMALISTA

- **Establece una intención.** Ya sea compartida o individual, es importante manifestar una intención antes de comenzar. Puedes optar por mantenerla en secreto o compartirla con tu pareja. Lo crucial es comunicar que vas a aprovechar la energía generada durante el encuentro sexual para hacer magia.
- **Mantén la intimidad sexual.** Disfruta de una experiencia sexual íntima, llena de placer y de todas las cosas que normalmente te excitan.
- **Recuerda tu intención.** Cuando estés a punto de alcanzar el orgasmo, vuelve a recordar tu intención y, sobre todo, la emoción que te provoca. Luego, libera tu orgasmo junto con tu deseo hacia el universo.
- **Disfruta del estado poscoital.** Comparte un momento de tranquilidad y relax con tu pareja, agradeciendo la experiencia y la magia compartida.

¡Y eso es todo! Continúa con tu día como lo harías normalmente, sabiendo que has sembrado la semilla de tu deseo en el universo.

Para un enfoque maximalista, puedes añadir componentes de las preparaciones mágicas que vimos en el capítulo 5. Esto implica realizar actividades como la limpieza del espacio (física y energética), la meditación, el *journaling* o bailar.

A continuación, te muestro algunos ejemplos de cómo realizar estas actividades en pareja.

Preparaciones potenciadoras en pareja

- **Limpieza (física y energética) del espacio.** Llegad a un acuerdo sobre quién hará qué tarea. Comenzad con la limpieza física, recogiendo, ordenando y limpiando, y luego pasad a la limpieza energética utilizando palo santo, salvia u otros métodos similares. Preparad el espacio con piedras, velas, incienso y todo lo que cree un ambiente seductor para la intimidad y la magia. Adornadlo con elementos que mejoren la experiencia, como lubricantes, aceites de masaje, accesorios eróticos, como plumas y antifaces, juguetes eróticos... ¡Todo lo que pueda contribuir a una experiencia inolvidable!
- **Meditación.** La meditación en pareja puede ser muy profunda. Sentaos frente a frente, cogeos de las manos, respirad juntos y comenzad a imaginar y visualizar cómo se cumple vuestro deseo (ya sea compartido o individual), siempre enfocados en el presente; pensad en la emoción y gratitud que sentiríais al realizarlo. Luego, si así lo deseáis, podéis compartir lo que habéis visualizado.
- ***Journaling*.** Existen muchas formas de hacer *journaling*, pero en este caso hablamos de escribir como si el objeto o la circunstancia deseada ya existiera. Escribid los dos en tiempo presente, incluyendo vuestras emociones y el sentimiento de gratitud. Podéis compartir lo que habéis escrito para fortalecer vuestra conexión, o guardarlo como un texto privado, como prefiráis.
- **Bailar.** Bailar juntos puede ser una excelente manera de prepararse para una sesión de manifestación orgásmica. El baile no solo permite imaginar que ya estáis celebrando el logro de vuestros deseos (compartidos o no), sino que también eleva la vibración. Además, puede ser muy sensual rozarse o seduciros el uno al otro con el cuerpo, aumentando la tensión sexual entre vosotros como parte de los preliminares.

EJERCICIO

JUEGO DE ROL

Ya que sois dos, existen más posibilidades que cuando estás tú solo o sola. En una experiencia en pareja, podría ser muy divertido añadir un juego de rol, imaginando que habéis conseguido el deseo que es el objetivo de vuestra magia. Crear un juego de rol como ritual de manifestación puede ser una forma creativa de enfocar tus intenciones y energías en la realización de tus deseos. Además, al sumergirte en un escenario imaginario, puedes explorar diferentes aspectos de tus deseos y cómo se materializarían en la vida real. Esto puede ayudarte a descubrir nuevas ideas o enfoques para lograr tus objetivos.

Interpretar roles de tu ser futuro que ya tiene lo que ahora deseas te brinda una sensación de poder y control sobre tu vida y tus circunstancias. Te permite experimentar la realización de tus deseos de manera simbólica, lo que puede fortalecer la autoconfianza y la capacidad para traer a la realidad tus sueños.

El aspecto lúdico del juego de rol puede hacer que el proceso de manifestación sea más emocionante y divertido. Te ayuda a mantener una actitud positiva y motivada mientras avanzas hacia tus metas. Además, usar la imaginación en un juego de rol puede ser un componente excelente para los preliminares si se convierte en una forma de coquetear y aumentar la tensión sexual. Esto no solo avivará el deseo, sino que también te permitirá asociar esos sentimientos con aquello que estás deseando.

Al participar en un juego de rol, te enfocas en tus deseos de una manera estructurada y específica, lo que puede ayudarte a aclarar tus intenciones y a mantener tu atención en lo que realmente quieres materializar.

EJERCICIO

CREA TU PROPIO CÍRCULO MÁGICO

Un círculo mágico es un espacio sagrado, generalmente circular, utilizado en rituales y prácticas mágicas para la protección y concentración de la energía. Delimita un área segura donde las energías negativas no pueden entrar y facilita la conexión con lo sagrado. El círculo también enfoca y canaliza la energía durante el ritual, además de simbolizar la totalidad, la unidad y la perfección.

Crear un círculo mágico para practicar la magia sexual en pareja puede ser una experiencia que crea conexión y complicidad. A continuación, se incluyen los pasos necesarios para crear un círculo mágico.

◊ **Estableced la intención:** tomaos un tiempo juntos para establecer la intención de la sesión de magia sexual. Asegúrate antes de que ambos estáis abiertos y sois receptivos a la experiencia.

◊ **Escoged un espacio sagrado:** elige un lugar tranquilo y privado donde podáis practicar sin distracciones.

◊ **Dibujad el círculo:** utilizad sal, arena, hierbas u otros materiales para trazar un círculo en el suelo que represente un límite sagrado y protegido. Podéis decorar el espacio con velas, incienso o elementos que os ayuden a conectar con lo sagrado. También podéis incluir piedras preciosas que representan vuestro deseo (ya sea individual o compartido). Conoceremos más sobre los cristales en el capítulo 13.

- **Iniciad la práctica:** comenzad la sesión de magia sexual de la manera que prefiráis, ya sea a través de masajes, meditación, respiración consciente o cualquier otra técnica que os ayude a conectar profundamente el uno con el otro.
- **Cerrad el círculo:** una vez que hayáis completado la práctica y os sintáis satisfechos con la energía generada, tomad un momento para expresar gratitud por la experiencia y la oportunidad. Luego, deshaced el círculo trazado alrededor de vosotros, visualizando cómo la energía se disipa de manera segura.

¿Eyacular o no?

A menudo, me preguntan si los hombres pueden practicar la magia sexual al igual que las mujeres. La magia sexual no está limitada a un género, y tanto hombres como mujeres pueden aprovechar la energía sexual para diversos propósitos, incluyendo la manifestación, el crecimiento espiritual y la transformación personal.

En algunas tradiciones esotéricas, se cree que eyacular durante los rituales de magia sexual puede disipar o hacer «perder» energía que de otro modo podría dirigirse hacia la intención mágica. Esta idea se basa en el concepto de conservar y dirigir la energía sexual hacia un objetivo específico en lugar de liberarla a través de la eyaculación.

Sin embargo, es importante tener en cuenta que las creencias sobre los efectos de la eyaculación en los niveles de energía varían ampliamente entre diferentes tradiciones espirituales y mágicas. Algunos practicantes pueden abogar por técnicas para controlar la eyaculación o por prácticas que canalicen la energía sexual de diferentes maneras, mientras que otros pueden no ver la eyaculación como algo inherentemente negativo o agotador.

En última instancia, si la eyaculación conduce o no a una pérdida de energía, puede depender de las creencias individuales, las intenciones y las prácticas dentro del contexto de la magia sexual. Algunos practicantes pueden optar por abstenerse de eyacular durante los rituales de magia sexual, mientras que otros pueden incorporar la eyaculación en sus prácticas de una manera que se alinee con sus objetivos espirituales o mágicos.

Así que no tengo la respuesta definitiva; solo tú podrás saber si algo te quita energía o no. Mi objetivo es que las personas que practican magia sexual la disfruten y obtengan resultados positivos. Pero cuando me preguntan si los hombres pueden practicarla o si está bien que eyaculen, siempre respondo que la mayoría de los libros que he leído sobre el tema fueron escritos por hombres que sí eyaculaban, y a ellos les funcionó bien.

PUNTOS CLAVE

- ◊ La práctica de la manifestación orgásmica en pareja puede ser maravillosa y agregar una nueva dimensión a la vida sexual. Al trabajar juntos, se puede duplicar la energía por un deseo compartido, aumentando su efectividad.
- ◊ El consentimiento es fundamental en cualquier relación, especialmente en cuestiones sexuales. Es crucial informar a tu pareja sobre tus intenciones y asegurarte de que esté de acuerdo antes de practicar la magia sexual en pareja.
- ◊ La decisión de compartir tus intenciones o tu deseo con tu pareja depende de varios factores, como el tipo de relación que mantenéis o la receptividad hacia temas esotéricos. Puede fortalecer la conexión y la responsabilidad mutua.
- ◊ Puedes practicar la magia sexual en pareja con un deseo individual o compartido. Se pueden utilizar sigilos para representar los deseos y se pueden incorporar diferentes rituales según las preferencias de la pareja.
- ◊ Puedes optar por un enfoque minimalista, centrado en establecer una intención, disfrutar de la intimidad sexual

y liberar el deseo hacia el universo, o puedes elegir un enfoque maximalista, que incluye preparaciones potenciadoras como la limpieza, la meditación, el *journaling* y el baile.

- ◊ Los juegos de rol pueden ser una forma creativa de enfocar tus intenciones y energías en la realización de tus deseos. Te permiten experimentar con la realización de tus deseos de manera simbólica y mantener un estado de ánimo positivo y motivado.
- ◊ El círculo mágico puede ayudar a establecer una conexión con tu pareja y a potenciar tu magia.
- ◊ La magia sexual no está limitada por el género, y tanto hombres como mujeres pueden aprovechar dicha energía para diversos propósitos. Las creencias sobre los efectos de la eyaculación varían ampliamente, y algunos practicantes pueden optar por controlarla o canalizarla de diferentes maneras en sus prácticas.

TERCERA PARTE

Potenciadores de la magia sexual

Capítulo 11

AFIRMACIONES

> Las afirmaciones abren puertas. Son puntos de partida en el camino hacia el cambio.
>
> LOUISE HAY

¿Qué son afirmaciones?

Las afirmaciones son declaraciones positivas que se repiten con el propósito de reprogramar el pensamiento y las creencias subconscientes. Estas declaraciones suelen estar relacionadas con metas, deseos o aspectos de la vida que se quieren mejorar. Al repetir afirmaciones de manera regular y consistente, se busca influir en la mente subconsciente para que adopte una mentalidad más positiva y constructiva, lo que puede llevar a cambios en la vida de la persona que las practica. Las afirmaciones se utilizan en diversas prácticas de desarrollo personal, como la visualización, la meditación y la autoafirmación.

Yo soy muy fan de las afirmaciones. Siempre digo que hacer afirmaciones es como hacerse un lavado cerebral consensuado.

En el libro *Usted puede sanar su vida*, su autora, Louise Hay,[1] argumenta que, si sustituyes tus pensamientos negativos con afirmaciones positivas, puedes atraer más experiencias positivas a tu vida. Hay nos recuerda que esto es efectivo porque tu mente subconsciente acepta tus pensamientos conscientes como la verdad. Por ejemplo, si

1 Louise Hay, *Usted puede sanar su vida,* Barcelona, Urano, 2009.

en lugar de pensar «soy infeliz», piensas «soy feliz», esta afirmación positiva convencerá a tu subconsciente de que realmente eres feliz.

Lo que más me gusta de las afirmaciones es que puedes repetirlas, escribirlas o simplemente escucharlas. No hace falta oírlas conscientemente. Incluso las puedes escuchar mientras duermes y tu subconsciente todavía las está procesando. Es algo pasivo o activo, según tu gusto o el momento.

Cómo crear afirmaciones

Construir afirmaciones efectivas requiere seguir algunos pasos claves para asegurarte de que son claras, positivas y específicas.

Primero, hay que **identificar tu objetivo**. Determina qué aspecto de tu vida deseas mejorar o qué meta deseas alcanzar.

Es importante expresar tu objetivo en términos positivos, evitando palabras negativas. Por ejemplo, en lugar de decir: «No quiero padecer estrés», di: «Siento paz y tranquilidad».

Sé específico o específica con lo que deseas lograr. Cuanto más concreta sea tu afirmación, mejor. Por ejemplo, en lugar de decir: «Quiero más dinero», podrías decir: «Atraigo la abundancia financiera a mi vida».

Es necesario formular tus afirmaciones en tiempo presente, como si ya estuvieran sucediendo. Esto ayuda a programar tu mente subconsciente de manera más efectiva. Por ejemplo, no afirmes: «Perderé peso», sino: «Estoy alcanzando mi peso ideal».

Conecta emocionalmente con tus afirmaciones al visualizar cómo te sentirías al lograr tu objetivo. Esto refuerza su impacto en tu mente subconsciente. Por ejemplo, en lugar de decir: «Soy rico [o rica]», podrías afirmar: «Siento felicidad y gratitud por mi abundancia financiera».

Además de usarlas durante un ritual de manifestación orgásmica, para fortalecer su efectividad, repite tus afirmaciones diariamente, varias veces al día, preferiblemente por la mañana, al despertar, y por la noche, antes de dormir. La repetición constante refuerza su efectividad y ayuda a integrar tus objetivos en tu mente subconsciente.

Repasa la tabla que presenté en el capítulo 4 sobre los deseos básicos (consulta la pág. 52). Te recuerdo que, en principio, los deseos se encuadran en tres categorías básicas: riqueza, salud y felicidad.

Ahora vamos a ver cómo crear afirmaciones para cada deseo.

Deseos relacionados con la riqueza	
Deseo	**Afirmación**
Dinero.	«Soy un imán para el dinero.»
Estabilidad financiera.	«Estoy creando estabilidad financiera en mi vida.»
Solvencia.	«Estoy libre de deudas.»
Aumento de ingresos.	«Mis ingresos aumentan constantemente.»
Inversiones rentables.	«Atraigo oportunidades de inversión lucrativas y seguras.»
Trabajo mejor remunerado.	«Estoy abierto [o abierta] a recibir nuevas ofertas de trabajo.»
Logros profesionales.	«Mi camino profesional está lleno de oportunidades y éxitos.»
Ingresos pasivos.	«Hago dinero mientras duermo gracias a mis rentas.»
Venta de activos.	«Atraigo compradores dispuestos a pagar el precio justo por mis activos.»

Deseos relacionados con la salud	
Salud	Afirmación
Mejora de salud.	«Mi salud mejora cada día.»
Buena forma física.	«Cada día estoy más en forma.»
Sanación emocional.	«Me libero de cualquier carga emocional que me detenga.»
Paz interior.	«Encuentro paz en el silencio y la quietud de mi propio ser.»
Tranquilidad y calma.	«Me doy permiso para relajarme cuando lo necesito.»
Fuerza.	«Disfruto del proceso de fortalecimiento de mi cuerpo.»
Flexibilidad.	«Mi cuerpo es flexible y ágil, es capaz de moverse con facilidad.»
Vitalidad.	«Estoy lleno [o llena] de energía y vitalidad.»
Actitud positiva.	«Suelto la negatividad y abrazo una actitud llena de optimismo.»

Deseos relacionados con la felicidad	
Felicidad	**Afirmación**
Amistades.	«Me rodean buenos amigos que me apoyan.»
Vida social.	«Disfruto de una vida social plena y divertida.»
Amor.	«Doy la bienvenida al amor en mi vida.»
Relaciones familiares satisfactorias.	«Mi familia me quiere y me apoya en todo lo que hago.»
Intimidad con la pareja.	«Disfruto de mi sexualidad con mucha naturalidad.»
Pareja estable.	«Estoy atrayendo un matrimonio feliz a mi vida.»
Maternidad o paternidad.	«Me abro a la posibilidad de tener un hijo.»
Cambiar de casa.	«Visualizo mi nuevo hogar lleno de alegría y prosperidad.»
Viajes.	«Puedo viajar donde quiera, cuando quiera.»

Recuerda que, si además añades emoción y gratitud, podría ser aún más potente.

Por ejemplo: «Estoy tan **feliz** y **agradecida** de que soy un imán para el dinero».

EJERCICIO

Toma tu cuaderno con la lista de deseos y transforma cada uno en una afirmación positiva en tiempo presente. Usa tus deseos originales como inspiración para formular frases que reflejen claramente tus metas, asegurándote de expresarlas como si ya se estuvieran materializando.

Si no te apetece crear tus propias afirmaciones, no te preocupes, hay muchas opciones para encontrarlas en internet o en una aplicación de meditación.

EJERCICIO

CÓMO PRACTICAR LA MANIFESTACIÓN ORGÁSMICA CON AFIRMACIONES:

- ◊ Define tu intención claramente.
- ◊ Encuentra grabaciones de afirmaciones alineadas con tu deseo, ya sea en YouTube o en aplicaciones de meditación. Si no encuentras ninguna que te satisfaga, puedes crear tus propias afirmaciones y grabarlas con tu teléfono móvil.
- ◊ Reproduce el audio de las afirmaciones mientras practicas la magia sexual. Permite que suenen de fondo sin preocuparte por prestar atención constante. Las afirmaciones tienen el poder de influir en tu subconsciente, incluso cuando mantienes la concentración en otras cosas.

Escuchar afirmaciones mientras disfrutas de actividades placenteras puede tener varios efectos beneficiosos. Durante la masturbación o el sexo en pareja, nos sumergimos en una experiencia placentera que nos hace más receptivos a absorber los mensajes de las afirmaciones.

Personalmente, encuentro que soy más receptiva a absorber los mensajes de las afirmaciones durante el autoplacer (no he probado esta práctica en pareja, ya que podría convertirse en una distracción en lugar de ser una ayuda). Es importante experimentar y descubrir lo que funciona mejor para ti.

Incluso si no practicas las afirmaciones durante un ritual de magia sexual, son una herramienta poderosa que puedes considerar en momentos no sexuales para apoyar la consecución de tus deseos. Sin embargo, si decides probar la manifestación orgásmica con afirmaciones sonando, aquí hay algunos posibles beneficios.

- Al escuchar afirmaciones positivas mientras disfrutas de una actividad placentera, tu mente está más receptiva y abierta a aceptar y creer en esas afirmaciones. Esto refuerza tu creencia en ellas y aumenta su efectividad.
- Al combinar las afirmaciones con una actividad que te gusta, creas una asociación positiva entre las afirmaciones y la sensación de bienestar que experimentas durante esa actividad. Esto hace que las afirmaciones se vuelvan más efectivas y poderosas.
- Cuando estás disfrutando de una actividad que te relaja y te hace sentir bien, tu mente está más receptiva y en un estado de relajación. Esto facilita la absorción de las afirmaciones y su integración en tu mente subconsciente.
- Al combinar las afirmaciones con una actividad placentera, aumentas la frecuencia con la que las escuchas y la probabilidad de que las interiorices. Esto potencia su efecto y acelera el proceso de cambio positivo en tu vida.

PUNTOS CLAVE

◊ Las afirmaciones son declaraciones positivas que se repiten con el objetivo de reprogramar pensamientos y creencias subconscientes. Estas afirmaciones suelen centrarse en metas, deseos o aspectos de la vida que se quieren mejorar. Al repetirlas regularmente, el propósito es influir en la mente subconsciente para adoptar una actitud más positiva y constructiva.

◊ Para practicar la manifestación orgásmica con afirmaciones, es importante definir tu intención con claridad. Una vez que tengas claro tu deseo, busca grabaciones de afirmaciones que estén alineadas con ese objetivo, o bien crea tus propias afirmaciones personalizadas. Luego, reproduce el audio con estas afirmaciones durante la práctica de la magia sexual, permitiendo que suene de fondo mientras te concentras en tu intención.

◊ Escuchar afirmaciones durante actividades placenteras tiene varios beneficios. Entre ellos, está el aumento de la receptividad y la creencia en las afirmaciones, creando una asociación positiva entre las afirmaciones y la sensación de bienestar. También facilita la absorción y la integración de las afirmaciones en el subconsciente, lo que podría incrementar la probabilidad de interiorizarlas y acelerar los cambios positivos en tu vida.

Capítulo 12

RITMOS BINAURALES Y FRECUENCIAS SOLFEGGIO

La música es la mediadora entre el mundo espiritual y el de los sentidos.

LUDWIG VAN BEETHOVEN

La magia de la música

Siempre he sentido fascinación por el poder de la música. Es asombroso cómo puede ayudar a procesar emociones, proporcionar energía o inducir la relajación, dependiendo de la melodía que elijamos escuchar. Recuerdo momentos difíciles en los que, al ponerme los auriculares y sintonizar con música vibrante, de repente me sentía animada, llena de positividad y con ganas de mover el cuerpo.

El talento de saber cantar también me ha cautivado. No solo se trata de una sensación increíble usar la voz como instrumento, sino que, además, puede brindar placer a muchas otras personas. A menudo, aquellos que tienen dificultades para expresar sus emociones encuentran liberación al escuchar canciones que se hacen eco de sus sentimientos. La música nos acompaña en cada faceta de la vida, tanto en momentos difíciles como en momentos de alegría.

Durante mi despertar espiritual en 2017, comencé a consumir mucho contenido de espiritualidad en YouTube. El algoritmo entendió mis intereses y me sugirió vídeos sobre temas espirituales que desconocía, lo que me llevó a adentrarme en la madriguera del conejo y descubrir cómo la frecuencia de la música, las palabras y los sonidos pueden afectarnos.

Fue entonces que descubrí *El milagro del agua*, un libro escrito por Masaru Emoto,[1] un investigador japonés conocido por sus estudios sobre la influencia del pensamiento humano en el agua. En este libro, Emoto presenta sus investigaciones, que sugieren que el agua puede tener memoria y que sus propiedades pueden recibir la influencia de factores como la música, las palabras o los pensamientos positivos y negativos.

Emoto llevó a cabo experimentos exponiendo muestras de agua a diferentes estímulos, como música, palabras escritas o pensamientos, y luego examinó los cristales de hielo formados por esa agua. Según él, el agua expuesta a estímulos positivos tiende a formar cristales hermosos y simétricos, mientras que el agua expuesta a estímulos negativos tiende a formar cristales distorsionados o feos.

Aunque su trabajo ha sido objeto de controversia y críticas científicas, *El milagro del agua* ha despertado el interés del público y ha generado reflexiones sobre la relación entre la conciencia humana y el mundo que nos rodea.

Visto de esta manera, no sorprende que el sonido tenga tanto poder, considerando que nuestro cuerpo está compuesto principalmente por agua. En última instancia, la música puede provocar armonía o estrés, dependiendo de la vibración que transmita.

Al igual que existen audios de afirmaciones que representan nuestros deseos y que podemos escuchar, también hay opciones similares con la música. Hay frecuencias que representan diferentes estados y que pueden influir en nuestro ánimo. Este descubrimiento me resultó muy interesante, y decidí incorporar este conocimiento a mi práctica de manifestación orgásmica.

Específicamente, me refiero a los ritmos binaurales y a las frecuencias Solfeggio.

Ritmos binaurales

Se trata de música o de sonidos que tienen propiedades para un tipo de técnica de estimulación cerebral que se utiliza para inducir cier-

1 Barcelona, Oniro, 2007.

tos estados mentales, como la relajación, la concentración o la meditación. Esta técnica implica la reproducción de dos tonos ligeramente diferentes en cada oído a través de auriculares. La diferencia de frecuencia entre los dos tonos crea un tercer tono, conocido como *tono binaural*, que es percibido por el cerebro.

Cuando el cerebro detecta estos tonos, comienza a sincronizar la actividad de las ondas cerebrales para igualar la diferencia de frecuencia entre ambos. Dependiendo de la diferencia de frecuencia entre los tonos y la duración de la exposición, los ritmos binaurales pueden influir en el estado de la mente y generar efectos como la relajación, la concentración, la creatividad o incluso la mejora del sueño.

Por ejemplo, se cree que escuchar ritmos binaurales con una diferencia de frecuencia de alrededor de diez hercios (Hz) puede inducir un estado de relajación y meditación conocido como *estado alfa*. Del mismo modo, frecuencias más altas pueden estimular estados de mayor concentración y alerta.

Los ritmos binaurales son utilizados por algunas personas como herramienta complementaria para la meditación, la gestión del estrés, el mejoramiento del sueño o la concentración, aunque su eficacia y aplicaciones específicas aún son objeto de investigación y debate científico.

Hay varios generadores de tonos binaurales disponibles, la mayoría de los cuales ofrecen la opción de establecer una frecuencia base (generalmente entre doscientos y cuatrocientos hercios) seguida de una frecuencia binaural. La primera es la frecuencia promedio entre cada tono reproducido en cada oído, mientras que la segunda es la diferencia entre las dos frecuencias.

Las frecuencias binaurales suelen ajustarse para coincidir con ciertas frecuencias de ondas cerebrales, dependiendo del efecto deseado:

Delta (1-4 Hz)	Sueño.
Theta (4-8 Hz)	Somnolencia, meditación.
Alfa (8-13 Hz)	Alerta moderada, meditación, recuerdo.

Beta (15-20 Hz)	Enfoque, pensamiento sostenido, excitación.
Gamma (32-100 Hz)	Aprendizaje, resolución de problemas.

No es necesario conocer qué frecuencia corresponde a cada efecto deseado. Basta con hacer una simple búsqueda en YouTube o en cualquier plataforma de música utilizando términos como «ritmo binaural sanación», «ritmo binaural abundancia» o «ritmo binaural amor», y encontrarás una variedad de opciones para escuchar.

Si no usas auriculares, podrás apreciar los sonidos, pero suelen ser agradables de escuchar. Sin embargo, si deseas aprovechar al máximo sus beneficios, es mejor usar auriculares.

En caso de que no quieras o no puedas usar auriculares, o si estás practicando magia sexual en pareja y llevar auriculares podría no resultar adecuado, existe otra manera de escuchar música con propiedades similares.

Frecuencias Solfeggio

Las frecuencias Solfeggio son un conjunto de frecuencias utilizadas en la música y el sonido terapéutico. No es necesario escucharlas con auriculares, por lo que podrían encajar mejor en una experiencia de magia sexual en pareja. Estas frecuencias son tonos específicos que se cree que tienen efectos curativos en el cuerpo y la mente. Se basan en una antigua escala musical utilizada en el canto gregoriano llamada Solfeggio. La escala Solfeggio consta de seis tonos principales:

Ut (396 Hz)	Liberación del miedo y de la culpa.
Re (417 Hz)	Facilita el cambio y la resolución de problemas.
Mi (528 Hz)	Frecuencia del amor y la transformación, también conocida como «frecuencia del milagro».
Fa (639 Hz	Frecuencia de la conexión y las relaciones interpersonales.

Sol (741 Hz)	Expansión de la conciencia y el despertar espiritual.
La (852 Hz)	Regreso al orden espiritual.

Se cree que escuchar o meditar con estas frecuencias puede tener varios beneficios para la salud y el bienestar, incluidos la reducción del estrés, la promoción de la sanación emocional y la facilitación de estados de conciencia alterados.

Los ritmos binaurales y las frecuencias Solfeggio son dos enfoques diferentes en el campo del sonido terapéutico y la música curativa, pero tienen algunas diferencias claves.

EJERCICIO

CÓMO INTEGRAR TERAPIAS DE SONIDO EN UN RITUAL DE MANIFESTACIÓN ORGÁSMICA

- ◊ Define la intención o resultado deseado de tu práctica.
- ◊ Busca un audio de ritmo binaural o frecuencia Solfeggio relacionado con tu deseo en tu plataforma de música favorita.
- ◊ Reproduce el audio de fondo mientras practicas tu ritual de magia sexual.

Además de sus propiedades terapéuticas, la música de terapia de sonido crea un ambiente agradable y relajante, perfecto para momentos íntimos. También puedes encontrar audios de afirmaciones que combinan música con ritmos binaurales o frecuencias Solfeggio, potenciando aún más la experiencia de sonido.

Una vez que descubras el verdadero poder de la música, la verás como una herramienta que puede enriquecer cualquier actividad de la vida.

PUNTOS CLAVE

- El libro *El milagro del agua* de Masaru Emoto explora cómo la música y los pensamientos pueden influir en las propiedades del agua.
- Los ritmos binaurales se emplean en una técnica auditiva que implica la reproducción de dos tonos ligeramente diferentes en cada oído. Se cree que pueden influir en las ondas cerebrales y promover diferentes estados mentales, como la relajación o la concentración.
- Las frecuencias Solfeggio son un conjunto específico de frecuencias tonales derivadas de una antigua escala musical utilizada en el canto gregoriano. Cada frecuencia tiene efectos curativos y espirituales únicos en el cuerpo y la mente.
- Define la intención de tu práctica, busca un audio adecuado y reproduce el fondo musical mientras realizas tu ritual. La música terapéutica puede crear un ambiente propicio para la intimidad y la conexión.
- La música es una poderosa herramienta que puede enriquecer cualquier experiencia de la vida, incluso más allá de la práctica de la manifestación orgásmica.

Capítulo 13

EL PODER DE LAS PIEDRAS

> Los cristales son seres vivos del principio de la creación. Todas las cosas tienen una frecuencia y una vibración.
>
> NIKOLA TESLA

Recetas mágicas de piedras preciosas

Las piedras preciosas, también conocidas como gemas, son piedras finas, duras, raras y por lo común transparentes, o al menos traslúcidas, que talladas se convierten en objetos de lujo en joyería. Las piedras semipreciosas son minerales naturales que no alcanzan el valor de las gemas, pero que por su belleza y características también se usan en joyería y ornamentos. Estas piedras son apreciadas por su belleza, durabilidad y, en algunos casos, por sus supuestas propiedades mágicas o curativas.

Las piedras preciosas y semipreciosas han sido valoradas a lo largo de la historia —y aún lo son hoy en día— por diversas culturas en todo el mundo, no solo por su uso ornamental, sino también por su supuesta capacidad para influir en la energía personal, la salud y el bienestar, y por sus propiedades esotéricas.

Mi primera piedra preciosa fue un cuarzo rosa que tenía forma de dildo, que recibí de una empresa inglesa a cambio de crear contenido para su web. Me sorprendió por su belleza y peso, pero al principio no tenía la intención de usarlo como un juguete sexual. En cambio, sí pensaba usarlo para meditar o simplemente para apoyar entre mis muslos después de mis rituales de magia sexual.

Lo que me impactó fue la suavidad de su superficie y la presencia que tenía. Fue durante el verano de 2017, y decidí llevarlo conmigo en un viaje familiar. Aunque no quiero entrar en detalles, noté cómo mi vida se llenaba de amor de todo tipo. De hecho, el cuarzo rosa se asocia con el amor universal, el amor romántico y el amor propio.

Esta experiencia despertó mi interés por las piedras preciosas y semipreciosas, y me llevó a preguntarme qué otras bendiciones podría atraer a mi vida gracias a ellas. Fue una puerta para explorar cómo diferentes cristales pueden alinearse con varios centros de energía en el cuerpo y generar los resultados deseados.

Los chakras

Los chakras son centros de energía ubicados en el cuerpo humano, que se cree que influyen en nuestra salud física, mental, emocional y espiritual. La palabra *chakra* proviene del sánscrito y significa «rueda» o «disco», lo que sugiere su naturaleza giratoria o de vórtice.

Se dice que hay siete chakras principales a lo largo de la columna vertebral, desde la base hasta la parte superior de la cabeza, cada uno asociado con diferentes aspectos de nuestra existencia. Cada chakra está vinculado a aspectos específicos de la experiencia humana y se cree que están conectados con órganos, sistemas corporales, emociones y aspectos espirituales.

La teoría detrás de los chakras sostiene que cuando estos centros de energía están equilibrados y fluyen libremente, experimentamos bienestar en todos los niveles. Sin embargo, si un chakra está bloqueado o desequilibrado, puede manifestarse a través de problemas físicos, emocionales o mentales.

El trabajo con los chakras a menudo implica prácticas como la meditación, la visualización, el yoga, la respiración consciente y la terapia energética para desbloquear, equilibrar y armonizar la energía en el cuerpo. Este enfoque holístico puede promover la salud y el bienestar en general, así como facilitar el crecimiento espiritual y la autorrealización.

Veamos los chakras y sus significados físicos y energéticos.

Chakra	Color	Significado físico:	Significado energético
Chakra de la corona *(sahasrara)*	Blanco	Asociado con el cerebro, el cráneo, el sistema nervioso central y la glándula pineal.	Conexión espiritual, sabiduría universal, iluminación, conciencia superior.
Chakra del tercer ojo *(ajna)*	Morado	Relacionado con el cerebro, el sistema nervioso, los ojos, la glándula pineal y la glándula pituitaria.	Intuición, percepción extrasensorial, imaginación, claridad mental.
Chakra de la garganta *(vishuddha)*	Azul	Asociado con la garganta, la tiroides, las cuerdas vocales, la boca y los pulmones.	Comunicación, expresión creativa, verdad, autenticidad.
Chakra del corazón *(anahata)*	Verde	Relacionado con el corazón, los pulmones, el sistema circulatorio y el sistema inmunitario.	Amor incondicional, compasión, perdón, equilibrio emocional.

Chakra del plexo solar *(manipura)*	Amarillo	Relacionado con el sistema digestivo, el estómago, el hígado, el páncreas y los músculos abdominales.	Poder personal, autoestima, confianza, voluntad, autocontrol.
Chakra sacro *(swadhisthana)*	Naranja	Relacionado con los órganos sexuales, los riñones, la vejiga y la reproducción.	Creatividad, placer, emociones, pasión, sexualidad.
Chakra raíz *(muladhara)*	Rojo	Asociado con la columna vertebral, las piernas, los pies, el sistema inmunológico y la supervivencia básica	Supervivencia, seguridad, arraigo, estabilidad emocional.

La relación entre las piedras preciosas y los chakras proviene de antiguas tradiciones y creencias espirituales, especialmente del hinduismo y del budismo. Ya que cada chakra está asociado con una parte específica del cuerpo y con funciones emocionales, mentales y espirituales, las piedras preciosas o los cristales se utilizan para equilibrar y armonizar estos centros de energía, potenciando sus propiedades curativas.

Cada chakra tiene un color y unas características específicas, y se cree que ciertas piedras tienen propiedades energéticas que coinciden con estos chakras. Al utilizar piedras preciosas en la práctica de la sanación de chakras, el objetivo es equilibrar, desbloquear o fortalecer la energía de un chakra específico para mejorar el bienestar general.

A continuación, resumo la relación entre las piedras preciosas y los chakras:

Chakra	Piedras
Chakra de la corona *(sahasrara)*	Cuarzo transparente (cristal de roca), amatista, selenita, diamante, cuarzo blanco.
Chakra del tercer ojo *(ajna)*	Amatista, fluorita, sodalita, labradorita, lapislázuli.
Chakra de la garganta *(vishuddha)*	Turquesa, ágata azul, lapislázuli, aguamarina, zafiro.
Chakra del corazón *(anahata)*	Cuarzo rosa, aventurina verde, esmeralda, malaquita, jade.
Chakra del plexo solar *(manipura)*	Ojo de tigre, citrino, topacio dorado, ámbar, pirita.
Chakra sacro *(swadhisthana)*	Cornalina, ágata naranja, calcita naranja, aventurina naranja, piedra lunar.
Chakra raíz *(muladhara)*	Jaspe rojo, ónix, hematita, turmalina negra, granate.

«Recetas» de piedras

Aunque las piedras preciosas no sustituyen la medicina convencional, así como se visita a un médico para obtener un tratamiento, me gusta ir a una tienda de piedras preciosas para elegir aquella que más se adapta a mis deseos o necesidades en un momento determinado, cuando busco sanación energética o para la materialización de mis deseos. A lo largo de los últimos seis años, he acumulado más de sesenta piedras, todas compradas con un propósito específico en mente. Normalmente, las elijo por sus propiedades energéticas o físicas, y escojo aquella que me genera una sensación de conexión especial ya en la tienda, pues muchas veces es cuestión de intuición. Es, en todo caso, un proceso muy personal.

Mi colección es bastante completa. Cuando busco en internet qué piedras son adecuadas para una situación particular, generalmente descubro que ya tengo la que necesito, ya que para casi cualquier deseo suele haber varias opciones.

En mi escritorio, donde trabajo como creadora de contenidos, tengo piedras asociadas con el dinero, la creatividad y la comunicación, como el citrino, la pirita, la aventurina naranja, el lapislázuli, la turquesa y la sodalita.

En mi dormitorio, donde busco descanso y paz interior, tengo piedras como la selenita, la piedra luna, la howlita y el cuarzo rosa.

Manifestación orgásmica con piedras preciosas

Hay muchas maneras de aprovechar las propiedades de las piedras preciosas. Puedes colocarlas en tu casa de acuerdo a su función; por ejemplo, las piedras relacionadas con la creatividad o el trabajo profesional pueden ubicarse en tu escritorio o área de trabajo, mientras que las que fomentan el descanso y la relajación son ideales para tu dormitorio. También puedes llevar piedras contigo, en tu bolso o cartera, para obtener protección o atraer abundancia y amor, según la que elijas. Otra opción es sostenerlas en la mano mientras meditas para potenciar tu concentración y bienestar emocional. Cada método te permite beneficiarte de la energía y del significado que cada piedra puede aportar a tu vida.

Para usar una piedra preciosa en un ritual de manifestación orgásmica, primero debes establecer cuál es tu intención. Esto te ayudará a elegir la piedra idónea que esté alineada con tus objetivos. A continuación, puedes consultar algunas sugerencias, según tus posibles intenciones. Como ves, con algunas piedras podrás obtener beneficios en distintos ámbitos de tu vida.

Para cargarlas de energía o limpiarlas de vibraciones negativas, puedes dejarlas fuera a la luz de la luna llena.

Deseos relacionados con la riqueza

- **Citrino:** se cree que atrae la riqueza y la abundancia, así como la energía positiva y la claridad mental.
- **Pirita:** conocida como «el oro de los tontos», se cree que atrae la prosperidad, la buena suerte y la riqueza material.
- **Ágata verde:** se asocia con la fortuna y la buena suerte en los negocios; promueve el crecimiento financiero y la estabilidad económica.
- **Jade:** considerado un símbolo de prosperidad y riqueza en muchas culturas, se cree que atrae la buena suerte y la fortuna.
- **Ojo de tigre:** se dice que promueve la abundancia, la prosperidad y la protección financiera, así como la confianza y la determinación en la toma de decisiones financieras.

Deseos relacionados con la salud

- **Amatista:** se cree que ayuda a calmar la mente y promueve el sueño reparador, lo que puede beneficiar la salud mental y emocional.
- **Turmalina negra:** conocida por sus propiedades de protección contra energías negativas, se cree que ayuda a limpiar y purificar el campo de energía personal, promoviendo así la salud y el bienestar general.
- **Cuarzo claro:** conocido como «maestro sanador», se cree que tiene propiedades curativas y de amplificación de la energía que pueden promover la salud física y el equilibrio energético.
- **Ópalo:** promueve la vitalidad y la energía positiva, lo que puede beneficiar la salud general y el bienestar emocional.
- **Jade:** conocido como la piedra de la longevidad y la prosperidad, se cree que promueve la salud y el equilibrio en el cuerpo, así como la armonía emocional.

- **Malaquita:** se cree que tiene propiedades de limpieza y purificación. Ayuda a eliminar toxinas del cuerpo y promueve la salud física y emocional.

Deseos relacionados con la felicidad

- **Cuarzo rosa:** conocida como «piedra del amor incondicional», se cree que promueve la armonía en las relaciones existentes y atrae el amor romántico.
- **Esmeralda:** asociada con el corazón, se cree que fomenta el amor verdadero, la lealtad y la compasión en las relaciones.
- **Lapislázuli:** se dice que promueve la comunicación honesta y la armonía en las relaciones, al tiempo que fomenta la confianza y la fidelidad.
- **Ágata de encaje azul:** fomenta la comunicación clara y la expresión emocional, ayuda a fortalecer las relaciones y a superar los conflictos.
- **Turmalina rosa:** se cree que fomenta el amor propio, la compasión y la aceptación, lo que puede mejorar las relaciones personales.
- **Amatista:** aunque es más conocida por sus propiedades espirituales, también se considera que promueve la fidelidad y la estabilidad en las relaciones.

Puedes colocar las piedras sobre el chakra correspondiente para equilibrar tu energía. Esto es especialmente efectivo cuando estás boca arriba y en soledad. Para el chakra de la corona, puedes situar la piedra en el suelo o en la cama, justo por encima de tu cabeza. Para el chakra raíz, colócala entre los muslos o al lado de la cadera.

Otra opción es sostener la piedra en tu mano no dominante o simplemente tenerla cerca, especialmente cuando practicas magia sexual en pareja; en este caso, tener las piedras sobre el cuerpo podría ser incómodo. Si trabajas con otra persona, puedes colocar las piedras en tu círculo mágico, como vimos en el capítulo 10.

Para hacer que la experiencia sea aún más potente, puedes añadir sonidos de fondo como ritmos binaurales o frecuencias Solfeggio, o incluso repetir afirmaciones que reflejen tus intenciones. Combinar cristales con estos elementos puede potenciar el impacto emocional y espiritual.

Es importante mencionar que las piedras no tienen un uso sexual explícito. Son herramientas que ayudan a equilibrar las energías y a fomentar un ambiente armonioso, pero no se utilizan para prácticas sexuales.

PUNTOS CLAVE

◊ Las piedras preciosas, también conocidas como gemas, y las piedras semipreciosas son minerales naturales cortados, pulidos y, a menudo, tratados para su uso en joyería o decoración y por sus posibles beneficios esotéricos.

◊ Los chakras son centros de energía en el cuerpo humano asociados con aspectos físicos, mentales, emocionales y espirituales.

◊ Hay siete chakras principales a lo largo de la columna vertebral, cada uno vinculado a diferentes aspectos de la experiencia humana y conectado con órganos y sistemas corporales específicos.

◊ Se cree que cuando los chakras están equilibrados, experimentamos bienestar, pero si están bloqueados, pueden producirse problemas físicos, emocionales o mentales.

◊ Las piedras preciosas se utilizan para equilibrar y armonizar los chakras. Cada chakra tiene colores y propiedades energéticas particulares, y ciertas piedras se asocian con cada chakra.

◊ Las piedras preciosas pueden usarse de diversas maneras: colocándolas en áreas específicas del hogar según su función, llevándolas en el bolso para favorecer la protección o la prosperidad, o sosteniéndolas durante la meditación.

Puedes colocar las piedras sobre el chakra correspondiente para equilibrar su energía, sostenerlas en la mano o tenerlas cerca para aumentar su impacto.

- ◊ Para usar piedras en rituales de manifestación, es importante establecer una intención y elegir la piedra correspondiente.
- ◊ En los rituales de manifestación orgásmica, es importante tener una intención clara y usar piedras alineadas con los objetivos. Se pueden incorporar sonidos de fondo, como ritmos binaurales o frecuencias Solfeggio, para intensificar la experiencia.
- ◊ Las piedras no tienen un uso sexual explícito. Aunque se pueden utilizar para la materialización de deseos y la armonización energética, no están diseñadas para prácticas sexuales directas.

Capítulo 14

LA MAGIA DEL AROMA

El perfume es el arte que hace hablar a la memoria.

FRANCIS KURKDJIAN

Aceites esenciales

Soy una apasionada de la cosmética natural y me encanta usar productos orgánicos de la mejor calidad. Uno de mis favoritos es el aceite de coco, principalmente por su versatilidad. Lo utilizo para desmaquillarme, acondicionar mi cabello, para hidratar mi cuerpo, y para dar y recibir masajes eróticos.

Un verano, mientras buscaba soluciones para mantener a raya las moscas, descubrí el aceite esencial de citronela. Comencé a mezclar unas gotas con aceite de coco y aplicarlo por todo el cuerpo para evitar las picaduras de insectos durante las noches calurosas. Me encantaba su fragancia fresca, y al investigar más sobre sus propiedades, me di cuenta de que, además de ahuyentar moscas y mosquitos, también tiene efectos energéticos positivos. Se dice que la citronela puede ayudar a fortalecer la confianza en uno mismo, aliviar cargas emocionales y transmitir optimismo. Esto despertó mi interés por explorar otros aceites esenciales y crear mis propias mezclas. Después del verano, cuando las moscas ya no eran un problema, quise seguir experimentando con diferentes aromas y descubrir nuevas propiedades energéticas para usar en mi rutina diaria y, luego, incorporarlos en mi práctica de magia sexual.

Los aceites esenciales son compuestos naturales altamente concentrados que se extraen de plantas, flores, frutas, hierbas y especias. Estos aceites contienen las propiedades aromáticas y terapéuticas de la planta de la que derivan. Al igual que las piedras preciosas, los aceites esenciales poseen propiedades energéticas que se cree que pueden influir en el equilibrio y la armonía del cuerpo, de la mente y del espíritu. Además, sus propiedades energéticas corresponden a los chakras.

Aunque estas propiedades pueden variar según el tipo de aceite esencial, algunas de las propiedades energéticas son comunes.

- **Son equilibrantes**: algunos aceites esenciales tienen la capacidad de equilibrar las energías del cuerpo y promover la armonía emocional y mental. Por ejemplo, el aceite esencial de lavanda se considera equilibrante y puede ayudar a calmar la mente y reducir el estrés.
- Muchos aceites esenciales tienen propiedades energéticas que pueden **elevar el estado de ánimo** y promover sentimientos de alegría y bienestar. Por ejemplo, el aceite esencial de naranja dulce se considera elevador y puede ayudar a aliviar la tristeza y promover la positividad.
- Muchos aceites esenciales tienen la capacidad de ayudar a **centrar y enfocar la mente**, lo que puede ser útil durante la meditación o en momentos de estrés. Por ejemplo, el aceite esencial de sándalo se considera centrante y puede ayudar a calmar la mente y promover la claridad mental.
- Algunos aceites esenciales se consideran **protectores** y pueden ayudar a fortalecer el campo energético del cuerpo, ofreciendo una capa de protección contra energías negativas o no deseadas. Por ejemplo, el aceite esencial de incienso se considera protector y puede ayudar a limpiar y purificar el ambiente.
- Muchos tienen **propiedades energéticas estimulantes** que pueden ayudar a aumentar la energía y la vitalidad. Por ejemplo, el aceite esencial de romero se considera estimulante y puede ayudar a aumentar la concentración y la alerta mental.

Es importante tener en cuenta que las propiedades energéticas atribuidas a los aceites esenciales son subjetivas y pueden variar de una persona a otra. Además, es fundamental usarlos de manera segura, siguiendo las recomendaciones de dilución y aplicación adecuadas. Esto significa que no debes mezclar los aceites esenciales con un aceite portador sin tener los conocimientos necesarios, ya que el uso directo sobre la piel puede causar irritaciones o quemaduras. Algunos ejemplos comunes de aceites portadores son el aceite de coco, el aceite de jojoba y el aceite de almendras. Estos aceites portadores ayudan a reducir la concentración de los aceites esenciales, permitiendo su uso seguro y eficaz.

Además, los aceites esenciales son altamente concentrados y pueden ser tóxicos si se ingieren. Ingerir aceites esenciales puede provocar problemas graves de salud, como irritación gastrointestinal, daño hepático e incluso toxicidad sistémica. Mantenlos siempre fuera del alcance de los niños y de las mascotas.

A cada chakra le corresponde un aceite:

Chakra	Aceites
Chakra de la corona *(sahasrara)*	Incienso, mirra, sándalo, lavanda, rosa, vetiver.
Chakra del tercer ojo *(ajna)*	Lavanda, romero, albahaca, ciprés, menta, jazmín
Chakra de la garganta *(vishuddha)*	Lavanda, manzanilla, eucalipto, salvia, menta, árbol de té.
Chakra del corazón *(anahata)*	Rosa, lavanda, bergamota, incienso, geranio, eucalipto.
Chakra del plexo solar *(manipura)*	Limón, bergamota, menta, jengibre, eneldo, cilantro.
Chakra sacro *(swadhisthana)*	Naranja dulce, ylang-ylang, sándalo, jengibre, canela
Chakra raíz *(muladhara)*	Sándalo, pachulí, vetiver, cedro, jengibre.

La conexión entre las piedras preciosas y los aceites esenciales, en términos de usos energéticos, radica en sus propiedades terapéuticas y vibracionales, que pueden complementarse para potenciar efectos positivos en el equilibrio y la armonización de los chakras y del cuerpo energético en general. Tanto las piedras preciosas como los aceites esenciales tienen características únicas que pueden influir en la energía del cuerpo y del entorno. Por ejemplo, tanto las piedras preciosas como los aceites esenciales están asociados con ciertos chakras y pueden utilizarse para equilibrar y activar estos centros energéticos.

Las piedras preciosas pueden amplificar la energía de los aceites esenciales y viceversa, creando una sinergia poderosa que potencia los efectos beneficiosos de ambos. Al utilizar piedras y aceites conjuntamente en prácticas energéticas como la meditación, la visualización o el masaje, se puede fortalecer la intención y el enfoque en los objetivos deseados, potenciando así su eficacia.

En resumen, la combinación de piedras preciosas y aceites esenciales puede ser una herramienta efectiva para promover el bienestar holístico y la armonización energética, ya que trabajan en conjunto para equilibrar, sanar y elevar la vibración del cuerpo, la mente y el espíritu. Y, por supuesto, puede potenciar tu práctica de manifestación orgásmica.

Además de sus propiedades energéticas, los aceites esenciales tienen un aroma maravilloso, perfecto para crear un ambiente propicio para experiencias mágicas e íntimas, ya sea a solas o en pareja.

Como en el caso de las piedras preciosas y semipreciosas, verás que hay aceites esenciales que actúan en distintos ámbitos (riqueza, salud y felicidad), amplificando sus efectos beneficiosos.

Aceites esenciales para deseos relacionados con la riqueza

- **Canela.** Este aceite es conocido por ser cálido y energizante. Se asocia con la abundancia y se dice que puede atraer riqueza y prosperidad.

- **Nuez moscada.** Fomenta el flujo de energía y el movimiento positivo en la vida. Se utiliza a menudo para atraer riqueza y aumentar la prosperidad.
- **Albahaca.** Conocida por su capacidad para fomentar la claridad mental y la toma de decisiones. Se cree que ayuda a atraer oportunidades y abundancia.
- **Jengibre.** Estimulante y energizante. Puede impulsar la acción y la determinación para alcanzar metas financieras.
- **Pachulí.** Se cree que es un aceite que fomenta la estabilidad y la abundancia. Tiene una conexión con la prosperidad material y la riqueza.
- **Bergamota.** Estimulante y edificante. Se cree que atrae buena suerte y oportunidades.

Aceites esenciales para deseos relacionados con la salud:

- **Lavanda.** Conocida por sus propiedades calmantes y relajantes. Se utiliza para reducir el estrés, la ansiedad y favorecer el sueño reparador.
- **Eucalipto.** Ayuda a despejar las vías respiratorias y tiene propiedades antimicrobianas. A menudo se utiliza para aliviar resfriados y congestiones.
- **Menta.** Puede ayudar a aliviar dolores de cabeza, náuseas y problemas digestivos.
- **Manzanilla.** Conocida por sus propiedades antiinflamatorias y calmantes. Se usa para aliviar el estrés y promover la relajación.
- **Limón.** Puede ayudar a mejorar el estado de ánimo y la energía.
- **Incienso.** Se usa para promover la paz mental y la meditación.
- **Ylang-ylang.** Se asocia con la reducción del estrés y la promoción del amor propio.

ACEITES ESENCIALES PARA DESEOS RELACIONADOS CON LA FELICIDAD

- **Ylang-ylang.** Se le atribuyen también propiedades afrodisiacas.
- **Lavanda.** Promueve la calma y la relajación. Es útil para reducir la ansiedad y mejorar el bienestar emocional.
- **Rosa.** Se asocia con el amor y la belleza. Puede aliviar el estrés emocional y fomentar sentimientos de amor y compasión.
- **Bergamota.** Estimulante y edificante. Puede promover el optimismo.
- **Neroli (azahar).** Promueve la calma y el alivio del estrés, ayuda a aumentar la confianza y la autoaceptación.
- **Jazmín.** Se le atribuyen propiedades afrodisiacas. Puede fomentar el optimismo y la sensación de bienestar.
- **Vainilla.** Promueve la relajación y el bienestar emocional.
- **Mandarina.** Puede aliviar la ansiedad y favorecer la felicidad.
- **Geranio.** Fomenta la calma y el equilibrio emocional. Puede reducir el estrés y mejorar el ánimo.

Pociones mágicas

Cuando descubrí las propiedades energéticas de los aceites esenciales, comencé a crear mis propias mezclas según el efecto que quería lograr. Por ejemplo, si necesitaba un impulso de energía, combinaba bergamota y jengibre. Para conectar con mi sexualidad o con mi pareja, usaba ylang-ylang y jazmín. Y para una noche relajante, mis mezclas favoritas contenían lavanda. De esta manera, personalizo cada poción para que se adapte a mis necesidades emocionales y espirituales.

Poción para la prosperidad

- **5 gotas de aceite esencial de canela.** Se dice que la canela es estimulante y puede ayudar a atraer la prosperidad y el éxito.
- **5 gotas de aceite esencial de naranja.** La naranja es conocida por sus propiedades energizantes y su capacidad para promover la alegría y el optimismo, lo que puede ayudar a crear un estado mental receptivo a la abundancia.
- **5 gotas de aceite esencial de jengibre.** El jengibre se asocia con la energía y el coraje, lo que puede ser útil para superar obstáculos y perseguir metas financieras.
- **5 gotas de aceite esencial de bergamota.** La bergamota es conocida por sus propiedades calmantes y su capacidad para aliviar el estrés y la ansiedad, lo que puede ayudar a mantener una actitud positiva hacia la prosperidad.

Poción para el amor

- **5 gotas de aceite esencial de rosa.** La rosa es conocida por su aroma floral y su asociación con el amor y la pasión.
- **3 gotas de aceite esencial de ylang-ylang.** Como hemos visto, el ylang-ylang es afrodisiaco, y se cree que aumenta la atracción y la sensualidad.
- **2 gotas de aceite esencial de jazmín.** El jazmín tiene un aroma exótico y sensual que se asocia con el romance y la seducción.

Instrucciones

Sea cual sea tu poción elegida, o si quieres inventar una, presta atención a la información que ya conoces sobre los chakras y los aceites esenciales para aprovechar sus propiedades energéticas. En un frasco de vidrio oscuro, mezcla las porciones indicadas de aceites esenciales.

Agita suavemente para asegurar que los aceites se mezclen bien y guarda la mezcla en un lugar fresco y oscuro cuando no la estés usando.

Cómo utilizar aceites esenciales en un ritual de magia sexual

Primero, como en toda práctica mágica, define claramente tu objetivo o deseo.

Luego, selecciona un aceite esencial que resuene con tus intenciones y crea tu propia poción mágica.

Existen diversas formas de integrar los aceites esenciales en tu ritual. Puedes combinar el aceite esencial o tu poción con un aceite portador para un automasaje profundamente sensual que prepare el cuerpo y el espíritu antes de la exploración sexual.

Si compartes este momento con una pareja, eleva la experiencia con un masaje erótico. Mezcla los aceites esenciales con un aceite portador suave, como el aceite de almendra dulce o el aceite de coco. Utiliza esta mezcla para deslizar tus manos sobre la piel de tu pareja, relajando los músculos, fortaleciendo la conexión emocional y encendiendo las llamas de la pasión. Recuerda que no es aconsejable ponerlo en las zonas íntimas.

Además, considera el uso de un difusor para saturar el ambiente con fragancias que reflejen tus deseos, creando un espacio cargado de intención y erotismo.

También puedes añadir unas gotas de la mezcla a un baño caliente para disfrutar de un momento relajante con tu pareja.

Si deseas una experiencia multisensorial completa, combina los aceites con potenciadores como afirmaciones poderosas, sonidos binaurales o frecuencias de Solfeggio, y cristales curativos. Cada elemento aportará profundidad y riqueza a tu ritual sexual.

El vínculo entre el olor y la memoria

Volver a oler las pociones con aceites esenciales que has creado para tus rituales de manifestación orgásmica puede reforzar la conexión emocional con esas intenciones. Dado que el olor está estrechamente ligado a la memoria, al inhalar estos aromas en momentos ajenos al ritual puedes revivir la energía y las emociones asociadas con esos objetivos, fortaleciendo tu enfoque y tu motivación para materializar tus deseos.

PUNTOS CLAVE

- Los aceites esenciales son compuestos naturales extraídos de plantas, con propiedades aromáticas y terapéuticas, y se relacionan con los chakras.
- Algunos aceites esenciales pueden equilibrar las energías, elevar el estado de ánimo, centrar la mente, ofrecer protección y estimular la alerta mental.
- Es necesario diluir los aceites esenciales con otros portadores antes de aplicarlos en la piel para evitar irritaciones. Infórmate antes de crear tus propias mezclas, ya que los aceites esenciales son tóxicos si se ingieren. Deben mantenerse fuera del alcance de los niños y de las mascotas.
- Los aceites esenciales y las piedras preciosas pueden complementarse en prácticas energéticas para potenciar el equilibrio y la armonización de los chakras.
- Algunos aceites específicos se utilizan para atraer prosperidad, mejorar la salud y fomentar la felicidad. Cada aceite se asocia con propósitos específicos.
- Existe un vínculo entre el aroma y la memoria. Volver a oler las pociones con aceites esenciales que has creado para tus rituales de prosperidad y amor puede ayudarte a reforzar la conexión emocional con esas intenciones.

Capítulo 15

LAS FASES LUNARES

Quizá la magia no está en la luna, sino en quien piensas mientras la ves brillar.

FREDY JIMÉNEZ

La luna y la práctica mágica

Empecé a prestar atención a las fases de la luna cuando vivía en un ático al lado de la playa en Barcelona. Me encantaba sentarme en mi terraza y perderme en su belleza. Incluso en las noches frías, prefería apagar las luces de mi sala de estar y dejarme envolver por la luz lunar mientras escuchaba música para meditar. Era un momento para reflexionar sobre las grandes incertidumbres de la vida o simplemente para sentir gratitud por las vistas privilegiadas que tenía. Y al irme a dormir, siempre dejaba las persianas levantadas para sumergirme en la hermosa luz lunar que inundaba mi hogar. La paz y la alegría que me transmitía eran incomparables.

La influencia de la luna en la historia y la magia es un tema fascinante, que ha sido explorado y reverenciado a lo largo de los siglos en diversas culturas y tradiciones. Desde tiempos antiguos, las fases de la luna han estado vinculadas a la agricultura y la siembra. La luna llena, en particular, era vista como un momento óptimo para sembrar y cosechar.

En muchas culturas antiguas, la luna era adorada como una deidad o una fuerza divina. Deidades lunares como Selene, en la mitología griega, Luna, en la mitología romana, y Tsukuyomi en la mitología japonesa, entre otras, eran veneradas y consideradas protectoras de la naturaleza, la fertilidad y los ciclos de la vida.

En cuanto a la magia y los rituales lunares, la luna ha sido un símbolo poderoso a lo largo de la historia. Las brujas y los practicantes de la magia, a menudo, realizan rituales y hechizos durante las diferentes fases de la luna para aprovechar su energía y potenciar su magia. La luna llena, en particular, se considera un momento propicio para la manifestación, la clarividencia y la conexión espiritual.

Con el tiempo, comencé a incorporar ceremonias de cacao, ritual ancestral que utiliza cacao ceremonial para facilitar la conexión espiritual, la meditación y la apertura del corazón. Los participantes beben cacao puro mientras practican una meditación guiada que, a menudo, va acompañada de música. Aunque al principio las realizaba en soledad. Ahora las comparto con amigas, aunque no hacemos magia. Descubrí que la luz de la luna llena aportaba una mayor claridad y conciencia durante este tipo de rituales, lo que facilitaba una conexión más profunda conmigo misma y con mi sentido de lo divino. Esta conexión propiciaba la introspección, la sanación y el crecimiento personal. Además, aprendí que la luna llena representaba una oportunidad para liberarme de todo lo que ya no me servía.

La luna nueva me fascinaba durante mis rituales de magia sexual. Para mí, representaba un momento crucial para establecer nuevas intenciones y reflexionar sobre lo que deseaba hacer presente en mi vida. Creo firmemente que las fases lunares influyen en la práctica mágica, ya que cada fase ofrece una energía única capaz de potenciar mis intenciones.

Comparto algunas sugerencias sobre cómo aprovechar las diferentes fases de la luna para la manifestación orgásmica.

Luna nueva

Durante esta fase, la luna está en completa oscuridad y representa un momento de inicio y renovación. Es un momento ideal para establecer nuevas intenciones y sembrar las semillas de lo que deseas materializar en tu vida. Puede ser un momento ideal para dedicar un tiempo a la reflexión, la meditación y la visualización de tus metas y deseos. También es perfecto para hacer *journaling*.

Para mí, la luna nueva es el momento de enfocarme en mis deseos y objetivos. Escribo una lista de deseos, asegurándome de que cada uno sea emocionalmente significativo y alcanzable a corto plazo, como aprendimos en el capítulo 4 sobre la técnica básica de la manifestación.

Durante el día de la luna nueva, aprovecho para crear sigilos, tres en total. Selecciono los tres deseos más importantes de mi lista y escribo una afirmación que los represente en tiempo presente. Luego, creo los sigilos siguiendo el proceso que aprendimos en el capítulo 8.

Además, procuro practicar magia sexual durante la hora exacta de la luna nueva. Para ello, consulto la hora precisa en internet y me preparo para alcanzar el orgasmo lo más cerca posible de ese momento, siempre que sea una hora en la que esté despierta.

Luna creciente

Durante la fase de la luna creciente, la energía y el impulso hacia adelante están en aumento, lo que la hace ideal para enfocarse en el crecimiento y la expansión. Esta fase está asociada con la abundancia, por lo que es propicia para trabajar en deseos relacionados con el crecimiento personal, la prosperidad, el amor y la salud.

Es el momento perfecto para trabajar con los sigilos creados durante la luna nueva, ya que —como decíamos— esta fase promueve el crecimiento y la expansión. Puedes concentrarte en cualquier área de tu vida que desees mejorar o hacer crecer, ya sea relacionada con tus metas personales, como con las profesionales.

Luna llena

Es un momento de plenitud y culminación, que amplifica la energía y las emociones. Es propicio para liberarse de lo que ya no sirve. Realiza rituales de gratitud y prácticas de perdón para soltar lo que te está frenando y abrir espacio para lo nuevo.

Yo dejo mis piedras preciosas fuera durante toda la noche para que absorban la poderosa energía de la luna llena. Escribo una lista de obstáculos que quiero eliminar de mi vida, como las relaciones tóxicas, los pensamientos de escasez o las sensaciones de infravaloración o no merecimiento. Luego, quemo la lista como símbolo de liberación y destrozo mis sigilos, ya que han cumplido su propósito.

Luna menguante

	Fase lunar	Prácticas mágicas
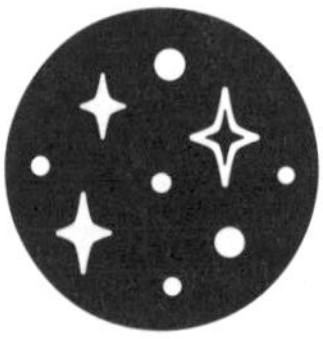	Luna nueva	Establecer intenciones. Hacer *journaling*. Crear sigilos.
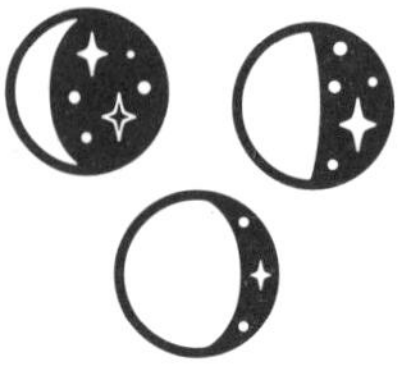	Luna creciente	Practicar magia sexual usando los sigilos. Enfocarse en los deseos que representan una expansión. Es decir, más abundancia, amor, salud, prosperidad.
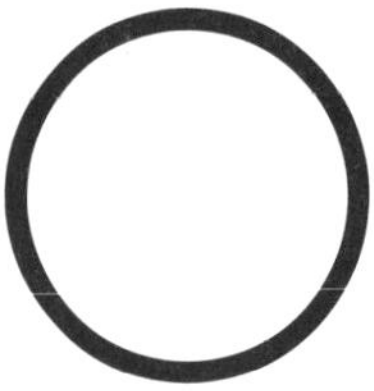	Luna llena	Escribir una lista de pensamientos que no te sirvan o de obstáculos entre tú y tu deseo. Quemar la lista. Destrozar tus sigilos.
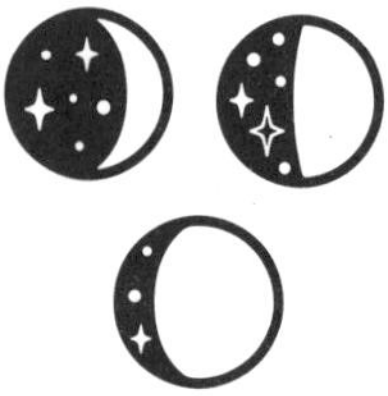	Luna menguante	Practicar la magia sexual, enfocándose en los deseos que representan una reducción o una eliminación. Es decir, perder peso, abandonar la escasez y los sentimientos de inseguridad o no merecimiento, acabar con relaciones que no sirven, dejar de fumar...

Durante esta fase, la luna comienza a disminuir en el cielo, lo que simboliza el proceso de dejar ir y purificar. En los rituales de manifestación orgásmica, puede ser un buen momento para fijarse en cosas que quieres reducir en tu vida, por ejemplo, perder peso, reducir conflictos en tu vida personal o laboral..., en fin, cualquier cosa que quieras reducir o eliminar.

Al trabajar con las diferentes fases de la luna, recuerda sintonizar con tu intuición y seguir lo que resuena en ti. Experimenta con diferentes rituales y prácticas para encontrar los que mejor funcionen en tu proceso de manifestación. Aunque no siempre sigo rigurosamente las fases de la luna, considero que seguir este patrón me brinda una ayuda adicional, ya que el poder de la luna es innegable.

A continuación, veamos dos rituales. Uno para la luna nueva y otro para la luna llena.

RITUAL DE MAGIA SEXUAL PARA LA LUNA NUEVA

La luna nueva simboliza nuevos comienzos y es un momento ideal para iniciar proyectos, fijar metas y usar la energía sexual para potenciar nuestras intenciones. A continuación, te propongo un ritual de magia sexual para realizar durante la luna nueva.

Lo que necesitarás

- ◊ Velas negras o moradas (para representar el misterio y la energía transformadora de la luna nueva).
- ◊ Incienso o aceites esenciales (el sándalo, la lavanda o la mirra son ideales para la luna nueva).
- ◊ Tu cuaderno para escribir tus intenciones.
- ◊ Cristales o piedras preciosas (como la amatista o la obsidiana, que están asociadas con la luna nueva y la transformación).

◊ Música de ritmos binaurales o frecuencias Solfeggio. Puedes buscar una frecuencia asociada al objetivo de tu práctica.

La preparación

Antes de comenzar, limpia el espacio con humo de salvia o palo santo para eliminar energías negativas o estancadas. Asegúrate de que el lugar esté tranquilo y libre de distracciones.

Coloca las velas (presta siempre atención a la seguridad y evita lugares peligrosos), los cristales y el incienso en un pequeño altar o superficie plana. Enciende las velas y el incienso para crear un ambiente sagrado. Puedes añadir objetos que tengan un significado personal para ti, o cualquier accesorio que podría aumentar tu placer, así como juguetes eróticos, lubricantes..., lo que sea.

Conecta con la luna nueva: cierra los ojos e imagina la oscuridad de la luna nueva y la energía de los nuevos comienzos que emana de ella.

El ritual

Toma tu libreta y escribe la fecha y tus intenciones para esta luna nueva. Puedes ser tan específico como quieras. Piensa en lo que deseas materializar.

Una vez que hayas escrito tus intenciones, comienza una breve meditación. Enfoca tu mente en tu cuerpo y en la energía sexual que fluye dentro de ti. Siente cómo esa energía puede ser canalizada para hacer reales tus intenciones. Puedes visualizarla como una luz blanca o un fuego cálido que recorre tu cuerpo.

Si estás solo o sola, inicia la estimulación sexual de manera lenta y consciente. A medida que aumente la excitación, mantén tus intenciones presentes en tu mente. Visualiza cómo esa energía sexual se acumula y se mezcla con tus intenciones, alimentando su poder.

Si estás en pareja, compartid vuestras intenciones y conectad emocionalmente antes de comenzar la actividad sexual. Aseguraos

de que ambos estáis alineados con el propósito del ritual.
Al alcanzar el clímax, libera esa energía sexual junto con tus intenciones hacia el universo. Imagina que esa energía se expande en ondas, llevando tus deseos y metas a la realidad.
Después del clímax, toma un momento para agradecer a la luna nueva y al universo por la energía y la oportunidad de manifestar tus deseos. Cierra el ritual apagando las velas y diciendo una palabra o frase de cierre, como «así sea» o «que se haga realidad».
Después del ritual, reflexiona sobre lo que has experimentado y qué acciones concretas puedes tomar para ayudar a hacer realidad tus intenciones. Recuerda que la acción es un componente clave para que la magia se materialice en tu vida.

RITUAL DE MAGIA SEXUAL PARA LA LUNA LLENA

La luna llena simboliza plenitud, culminación y energía intensa. Es un momento poderoso para liberar lo que ya no nos sirve, manifestar cambios positivos y aprovechar la energía sexual para potenciar nuestras intenciones. A continuación, incluyo un ritual de magia sexual para realizar durante la luna llena.

Lo que necesitarás

- Velas blancas o plateadas (para representar la energía de la luna llena y la pureza).
- Incienso o aceites esenciales (son ideales los de jazmín, sándalo o lavanda, asociados con la luna llena y la armonía).
- Tu cuaderno para escribir tus intenciones.
- Cristales o piedras preciosas (como el cuarzo blanco o la piedra de luna, que simbolizan la claridad y la intuición).

◊ Música de ritmos binaurales o frecuencias Solfeggio. Puedes buscar una frecuencia asociada al objetivo de tu práctica (opcional).

La preparación

Coloca las velas, los cristales y el incienso en un pequeño altar o superficie plana. Enciende las velas (elige siempre un lugar seguro) y el incienso para crear un ambiente sereno y mágico. Añade elementos que te conecten con la luna llena.

Conecta con la luna llena: si puedes ver la luna llena, toma unos minutos para admirarla. Si no es visible, cierra los ojos e imagina su resplandor y su energía poderosa. Deja que esa energía te impregne y te llene de vitalidad.

El ritual

Toma tu libreta y escribe lo que quieres liberar y dejar atrás. Piensa en lo que ya no te sirve: ya estás preparado o preparada para soltarlo. Luego, escribe lo que deseas hacer realidad y qué cambios quieres atraer a tu vida.

Tras escribir tus intenciones, realiza una breve meditación para conectar con tu energía sexual. Visualiza esta energía como un flujo brillante y cálido que recorre tu cuerpo. Imagina que esta energía te ayuda a soltar todo lo negativo y a abrirte a lo nuevo. Al inhalar, piensa en lo que estás invitando a tu vida, y al exhalar, piensa en todo lo que estás liberando y soltando.

Si estás solo o sola, comienza la estimulación sexual de forma lenta y consciente. Mantén tus intenciones en mente y siente cómo la energía sexual fluye para liberar y atraer lo que deseas.

Si estás en pareja, compartid vuestras intenciones y conectad emocionalmente antes de comenzar la actividad sexual. Vuestra conexión ha de ser profunda y ambos tenéis que estar alineados con las intenciones del ritual.

Al alcanzar el clímax, imagina que liberas todo lo negativo y antiguo. Visualiza cómo la energía sexual lleva tus intenciones hacia el universo, como un torrente de luz. Deja que esa energía te conecte con la fuerza de la luna llena para manifestar tus deseos.

Una vez terminado el ritual, toma un momento para agradecer a la luna llena por su energía y su guía. Concluye el ritual apagando las velas y diciendo una frase de cierre, como «gracias» o «estoy liberado [o liberada]».

Reflexiona sobre la experiencia y piensa en las acciones que puedes emprender para reforzar tus intenciones. Recuerda que la luna llena es un momento para la culminación, pero también para liberar y dejar espacio para lo nuevo.

En lugar del típico listado de deseos donde pongo la fecha y que miro de vez en cuando, en este caso, cuando se trata de algo que quiero liberar y soltar, hago un ritual de magia sexual y luego destruyo el papel con la lista (lo quemo o simplemente arranco la página y la tiro a la basura). De esta manera, simbolizo la liberación y dejo ir lo que ya no me sirve o lo que quiero dejar atrás.

PUNTOS CLAVE

- Existe una vinculación de las fases de la luna con la agricultura y la siembra que se conoce desde tiempos antiguos.
- La adoración a la luna como una deidad existía en diversas culturas antiguas.
- La luna llena es un momento propicio para la manifestación y la conexión espiritual.
- La luna nueva es un momento ideal para el establecimiento de nuevas intenciones.
- La luna creciente es propicia para el crecimiento personal y la expansión.
- Los rituales de gratitud y las prácticas de perdón son perfectos durante la luna llena para soltar lo que ya no sirve.
- La luna menguante favorece el proceso de dejar ir y purificar.

CUARTA PARTE

¿Cómo medir el éxito?

Capítulo 16

EL DIARIO MÁGICO

> Si tienes un objetivo, escríbelo. Si no lo escribes, no tienes un objetivo, tienes un deseo.
>
> STEVE MARABOLI

Apunta tu magia

Los orgasmos son gratificantes, pero el verdadero propósito de la manifestación orgásmica es conseguir resultados.

Llevaba varios años practicando la manifestación orgásmica antes de tener un diario mágico. Este cuaderno me permite registrar cada sesión de manifestación que realizo y medir el éxito, saber qué funciona y qué no. No me obsesiono con revisarlo constantemente para comprobar qué he alcanzado y qué no, solo lo consulto aproximadamente una vez al mes, más o menos.

También lo uso para llevar un registro de mis orgasmos, contando cuántos tengo al mes y observando periodos de mayor o menor actividad de autoplacer.

En mi trabajo —como ya he comentado, escribo reseñas de juguetes eróticos—, cada oportunidad es una ocasión para practicar magia. Desde que descubrí la manifestación orgásmica, ya no me masturbo solo por placer. Esto no significa que haya dejado de disfrutar del placer, sino que, al conocer el verdadero poder y el potencial de la energía sexual y de los orgasmos, quiero aprovechar cada oportunidad para canalizar esa energía hacia mis metas.

Un diario mágico —también llamado libro de sombras o grimorio— es un registro personal donde las personas que practican magia anotan sus rituales, hechizos, experiencias, reflexiones y otros detalles relacionados con su viaje espiritual. Este tipo de libro es fundamental para el crecimiento en la práctica mágica, ya que permite no solo un seguimiento de la evolución personal, sino también la oportunidad de experimentar con diferentes técnicas y determinar cuáles son más efectivas.

Tener un diario mágico es útil por diversas razones. Al registrar tus rituales, puedes aprender de tus experiencias pasadas y ajustar tus prácticas para obtener mejores resultados en el futuro. Esto te permite identificar patrones, reconocer errores y adaptar tu enfoque para mejorar tus habilidades mágicas. El diario también sirve como un registro histórico de tu progreso espiritual, permitiendo mirar hacia atrás y ver cuánto has avanzado, lo que puede ser increíblemente motivador.

El formato de un diario mágico es flexible; puedes mantener un estilo simple o algo más detallado y decorativo. En mi caso, me centro en la información esencial para identificar tendencias, sin entrar en demasiados detalles emocionales. Esto me permite tener un registro claro de mi actividad mágica, saber cuántas veces he trabajado en un objetivo específico y cuánto tiempo llevó manifestar resultados. Para otros, un enfoque más emocional o sensorial puede ser más apropiado; lo importante es crear un sistema que funcione para ti y que te permita evaluar y mejorar tus prácticas.

Un diario mágico también puede ser un valioso recurso para ajustar y perfeccionar tus rituales. Al observar tus registros, puedes ver qué técnicas te dan mejores resultados y refinar tu práctica en consecuencia. Personalizar tu diario para adaptarlo a tus necesidades y preferencias te permitirá aprovechar al máximo esta herramienta. Al llevar un registro, puedes identificar lo que funciona para ti, refinar tu enfoque y medir tu progreso a lo largo del tiempo.

Debido a la naturaleza personal de un diario mágico, es crucial guardarlo en un lugar seguro y privado. Yo mantengo el mío junto a mis piedras preciosas y cartas de tarot, y para mayor seguridad, a veces uso taquigrafía, códigos o incluso escribo en un idioma diferente para mantener su contenido privado.

Mi diario contiene esta información, que para mí es básica:

Fecha	Fundamental para llevar un seguimiento de tus prácticas y saber cuánto tiempo ha pasado desde tu último ritual.
Intención	Describe brevemente el objetivo de tu práctica. Si usaste un sigilo cuyo significado has olvidado, simplemente escribe «sigilo».
Método	Especifica qué técnica utilizaste: erotizar tu deseo, trabajar con sigilos, practicar en pareja...
Potenciador (es)	Indica qué potenciadores has empleado (afirmaciones, ritmos binaurales, frecuencias Solfeggio, piedras preciosas, aceites esenciales...).
Día del ciclo menstrual	Si menstruas, anotar el día de tu ciclo menstrual puede ser útil para identificar si hay fases del ciclo en las que la práctica mágica es más exitosa.
Fase lunar	Indica en qué fase lunar se realizó el ritual: luna nueva, creciente, llena o menguante. Puede ayudarte a entender mejor la influencia de las fases lunares en tus rituales.

Puedes crear las categorías que necesites para tu diario mágico, pero lo más importante es incluir la fecha y la intención.

Me gusta revisar mi diario mágico de vez en cuando para ver cuántas cosas he materializado. Con esta información, puedo identificar patrones sobre qué métodos y potenciadores son más efectivos para mí.

Tener un diario mágico no solo te ayuda a llevar un registro de tus prácticas y resultados, sino que también te proporciona información valiosa para ajustar y mejorar tus futuros rituales.

PUNTOS CLAVE

- El diario mágico te permite revisar periódicamente tus progresos, identificar patrones y ajustar tus prácticas para mejorar la eficacia.
- Es importante guardar el diario mágico en un lugar seguro y privado, para proteger la información personal. Para mayor seguridad, yo, a veces, uso taquigrafía o códigos secretos para escribir mis intenciones.
- El diario mágico puede ser personalizado según tus necesidades. Yo prefiero un formato simple para identificar patrones, pero otros pueden optar por un enfoque más detallado que incluya sensaciones y detalles emocionales.
- En lugar de solo visualizar, creo que la acción es clave en el proceso de la manifestación orgásmica. Este diario mágico me ayuda a planificar y registrar las acciones que emprendo para hacer realidad mis deseos.
- El diario mágico es una herramienta valiosa para evaluar el progreso en el tiempo, identificar patrones y refinar las prácticas para una materialización más eficaz. También es una fuente de inspiración para mantener la motivación en el camino de la manifestación orgásmica.

Capítulo 17

EL PODER DEL DESAPEGO Y DE LA RENDICIÓN

> La rendición es la clave para la vida, es la magia más poderosa del hombre sabio.
>
> ISHA JUDD

Energía masculina versus energía femenina

Cuando hablamos de energías masculinas y femeninas, no nos referimos al género de las personas, sino a características energéticas que todos poseemos. Por ejemplo, la energía masculina se asocia con la acción, la orientación a objetivos y la toma de decisiones para hacer que las cosas sucedan. En cambio, la energía femenina suele ser receptiva, amorosa y fluida, permitiendo que las cosas sigan su curso natural.

En las prácticas de manifestación, se recomienda ser muy específico con los objetivos, un enfoque típico de la energía masculina, centrado en resultados. Este ha sido mi enfoque durante la mayor parte de mi práctica de manifestación orgásmica.

Ser específicos al trabajar con la ley de la atracción o con cualquier otro método de manifestación tiene ventajas significativas. Por ejemplo, tener una visión clara de lo que deseas manifestar te ayuda a definir tus objetivos y concentrarte en el resultado. Además, la especificidad facilita la visualización, permitiéndote imaginar con detalle cómo sería obtener lo que quieres.

Además, dirigir la energía y la atención hacia un resultado específico puede aumentar las posibilidades de que se materialice. Ayuda a establecer metas tangibles y medibles, proporcionando una dirección clara para avanzar hacia ellas. Cuando tienes una visión precisa de lo que deseas, es más fácil identificar las oportunidades que se alinean con tus deseos y tomar medidas para aprovecharlas. Esto se parece al ejemplo que di en el capítulo 4 sobre cómo crear tu lista de deseos: si vas a un puerto y preguntas a un capitán adónde se dirige, él sabrá exactamente cuál es su próximo destino y la ruta para llegar allí. Muchas personas creen que el universo necesita una dirección igual de clara para darte lo que pides.

Sin embargo, a veces lo que deseas no es necesariamente lo que más te conviene. Esta constatación me llevó a probar métodos de manifestación menos específicos, más enfocados en la energía femenina, que es más receptiva y se basa en la rendición, en lugar de enfocarse exclusivamente en un objetivo.

Déjame contarte una experiencia personal. Una noche estuve en un evento y había un hombre que me llamó la atención. Llevábamos tiempo coincidiendo en varios actos y al principio no pensaba nada de él, pero un día empecé a verlo con otros ojos. De repente, me atraía mucho, y en lugar de hablar con él con naturalidad, me ponía nerviosa y me ruborizaba. Fue un sábado por la noche, en una fiesta, cuando me di cuenta de que quería que algo pasara entre nosotros.

Al día siguiente, un domingo, hice magia sexual con el objetivo claro de que él me invitara a salir. Consumida por la atracción y la curiosidad, me imaginaba que él me enviaría un mensaje para proponerme una cita. Cuando llegó el lunes, escuché la notificación de un mensaje nuevo y, para mi sorpresa, ¡era él!

Me invitó a salir al día siguiente. Estaba emocionada porque mi técnica de manifestación había funcionado, ¡y tan rápido! ¿Qué podría salir mal?

El martes por la noche fuimos a cenar a uno de mis restaurantes favoritos, y la tensión sexual entre nosotros era evidente. Aunque nos conocíamos desde hacía tiempo, esa fue la primera vez que estuvimos solos sin el resto del grupo de amigos en común. Todo iba bien hasta que llegamos a su casa. Sin entrar en detalles, la situación se volvió un desastre. Nos besamos y tonteamos, pero no llegamos a tener sexo. Fue uno de los momentos más incómodos y torpes de mi vida.

Me gusta aprender de mis experiencias, así que analicé lo que ocurrió y me di cuenta de que lo que deseaba no era necesariamente lo que más me convenía. A pesar de la incomodidad, con el tiempo me alegré de que las cosas no hubieran salido como había imaginado. Fue un alivio. Muchos rituales de manifestación se enfocan en personas específicas, pero esto puede ser problemático si no tienes claridad total sobre lo que realmente quieres.

En mi caso, las hormonas y el deseo sexual me nublaron la visión. También puede pasar con el corazón. Para evitar este tipo de situaciones en rituales de manifestación, es útil añadir expresiones como «o equivalente» o «o mejor», de modo que lo que te llegue sea lo que realmente te conviene.

Recuerda, cuando hablamos de energía masculina y femenina no nos referimos al género. Todos tenemos aspectos de ambas energías en nosotros. A veces, la energía masculina es necesaria para tomar decisiones y avanzar, pero la energía femenina nos ayuda a aceptar lo que es mejor para nosotros. Cuando intentamos manifestar algo, es importante mantener el equilibrio entre estas dos energías para que las cosas fluyan de manera natural.

Otra alternativa es enfocarse en recibir bendiciones en lugar de en un objetivo específico. Esto me ocurrió el verano pasado, cuando estaba leyendo el libro *El experimento rendición: el encuentro con la perfección de la vida*, de Michael A. Singer.[1] Este libro invita a los lectores a explorar el poder transformador de soltar el control y confiar en el flujo natural de la vida. A través de historias personales y enseñanzas prácticas, Singer presenta un enfoque para encontrar la paz interior y la libertad, dejando de resistirse a las circunstancias y aprendiendo a rendirse al momento presente. El libro ofrece herramientas para cultivar una mayor conciencia y aceptación, facilitando una vida más plena y satisfactoria.

Soñaba con ir a París en verano y practicaba magia imaginando la Torre Eiffel y mis lugares favoritos de la ciudad. Viví en París

1 Móstoles, Gaia, 2016.

cuando era estudiante, y ocupa un lugar muy especial en mi corazón, por lo que no me costó nada añadir un componente emocional a mi deseo. Sin embargo, tras enterarme de los disturbios en París y leer sobre la rendición, decidí que no era el mejor momento para viajar allí.

Así que cambié mis visualizaciones a estar en el aeropuerto de Barcelona, en la sala de embarque, yendo al lugar que más me convenía en ese momento. Cuatro días después, una amiga me contactó para invitarme a Escocia a ver a unos amigos que hacía años que no veía. Me emocioné, incluso más que con la idea de París, ya que ese viaje me permitió reencontrarme con gente muy querida y pasar un tiempo de calidad juntos. Esta experiencia me inspiró para enfocarme en la apertura a recibir las bendiciones que más me convengan. Ser receptiva, abierta y no tan específica resultó mucho más gratificante.

No es que una cosa sea mejor que la otra, pero esta flexibilidad en la práctica de la manifestación orgásmica puede abrir más opciones y caminos para que las cosas sucedan. A veces, es mejor dejar que la vida nos sorprenda cuando intentamos alcanzar algo.

Hay muchas ventajas en adoptar esta actitud en un ritual mágico. Por ejemplo, aporta flexibilidad al permitir que el universo responda de maneras inesperadas, pero beneficiosas. Al centrarse en el resultado general en lugar de en detalles específicos, se libera una mayor cantidad de energía hacia el objetivo, lo que puede aumentar las probabilidades de éxito. Esta aproximación también puede ser más orgánica, permitiendo que el proceso fluya sin la tensión de la rigidez.

Permitir que el universo determine la mejor manera de materializar el deseo puede ser una experiencia más armoniosa y menos estresante. Al no aferrarse a un resultado concreto, se reduce la resistencia y se permite que el proceso ocurra de manera más natural y fluida. Y lo mejor es que al dejar espacio para lo inesperado, se da paso a la sorpresa y la gratitud cuando el resultado final supera nuestras expectativas originales.

Cuando estoy de humor para hacer manifestación orgásmica sin especificidad, aquí están algunas afirmaciones que utilizo en mi práctica.

- «Estoy abierta a recibir bendiciones de todas las formas posibles.»
- «Confío en que el universo me guiará hacia lo que más me convenga.»
- «Acojo con gratitud cualquier sorpresa que el universo tenga para mí.»
- «Me rindo al flujo natural de la vida y permito que las cosas sucedan en el momento perfecto.»

Estas afirmaciones me ayudan a mantenerme centrada, permitiéndome disfrutar del proceso mientras mantengo la mente abierta a las oportunidades que puedan surgir.

Para objetivos específicos relacionados con el dinero, la felicidad, la salud y el amor, estos son algunos ejemplos que se centran en resultados claros y concretos:

Dinero

- «Voy a ganar diez mil euros adicionales este mes a través de nuevas oportunidades de negocio.»
- «Quiero ahorrar cinco mil euros para mis próximas vacaciones.»
- «Mi objetivo es invertir en una nueva propiedad el próximo año.»

Felicidad

- «Voy a meditar todos los días durante quince minutos para aumentar mi bienestar emocional.»
- «Quiero pasar más tiempo con mi familia este fin de semana para crear recuerdos felices.»
- «Voy a practicar la gratitud escribiendo tres cosas por las que me siento afortunado [o afortunada] cada día.»

Salud

- «Voy a perder cinco kilos antes del verano con una dieta equilibrada y ejercicio regular.»
- «Voy a correr cinco kilómetros cada semana para mantenerme en forma.»
- «Mi objetivo es dormir al menos siete horas cada noche para mejorar mi salud.»

Amor

- «Voy a tener una cita romántica con mi pareja este fin de semana.»
- «Voy a conocer a tres personas nuevas este mes para ampliar mi círculo social.»
- «Quiero mejorar mi comunicación con mi pareja teniendo una conversación sincera cada noche.»

Si prefieres objetivos alternativos no tan específicos, céntrate en ser receptivo o receptiva a diferentes resultados. Estos ejemplos pueden servir:

Dinero

- «Estoy abierto [o abierta] a recibir nuevas oportunidades de prosperidad en mi vida.»
- «Confío en que el universo me proporcionará abundancia financiera.»
- «Dejo que el dinero fluya hacia mí de todas las maneras posibles.»

Felicidad

- «Estoy abierto [o abierta] a experimentar alegría en cada momento.»
- «Permito que la felicidad entre en mi vida de diversas formas.»
- «Confío en que las experiencias que me harán feliz llegarán a mí de manera natural.»

Salud

- «Estoy receptiva a nuevas formas de mejorar mi salud y bienestar.»
- «Confío en que mi cuerpo tiene la capacidad de curarse y mantenerse saludable.»
- «Permito que la salud fluya hacia mí desde múltiples fuentes.»

Amor

- «Estoy abierto [o abierta] a recibir amor de diferentes maneras.»
- «Permito que el amor entre en mi vida cuando y como el universo determine.»
- «Confío en que las relaciones significativas y el amor verdadero llegarán a mí cuando sea el momento adecuado.»

Todo es cuestión de experimentar y descubrir lo que mejor funcione, o quizá todo dependa del momento y del objetivo deseado.

PUNTOS CLAVE

- ◊ La energía masculina se asocia con la acción y la toma de decisiones, mientras que la energía femenina es receptiva y fluida. No se refieren al género de las personas, sino a características presentes en todos.
- ◊ En las prácticas de manifestación, centrarse en objetivos específicos refleja la energía masculina, enfocada en resultados, lo que puede ser beneficioso porque proporciona claridad y dirección para concentrarse en el resultado deseado.
- ◊ Tener una visión clara facilita la visualización y la definición de objetivos. Ayuda a dirigir la energía hacia metas tangibles y medibles, aumentando las probabilidades de éxito. También facilita identificar oportunidades alineadas con esos objetivos.
- ◊ En lugar de enfocarse en un objetivo específico, se puede optar por una metodología basada en la energía femenina, que se centra en la rendición y en la apertura a recibir bendiciones de diversas formas.
- ◊ Las ventajas de la manifestación no específica incluyen la flexibilidad, ya que reduce la resistencia, y permite que el universo responda de maneras inesperadas, pero beneficiosas. Puede ser más armoniosa y fluida, permitiendo que la manifestación ocurra sin la tensión de un resultado concreto.

Capítulo 18

EL PROCESO DE MANIFESTACIÓN

Lanza tus sueños al espacio como una cometa, no sabes lo qué te traerán: una nueva vida, un nuevo amigo, un nuevo amor o un nuevo país.

Anaïs Nin

Los pilares del proceso de manifestación

Mientras he estado escribiendo este libro, leí *El secreto*, de Rhonda Byrne.[1] Es curioso, porque ese libro ha estado en mi estantería durante más de diez años, y solo ahora me decidí a leerlo. Ha sido el momento perfecto para hacerlo, porque, siendo el libro más vendido sobre la ley de la atracción, me ha resultado interesante compararlo y contrastarlo con el enfoque de la manifestación orgásmica.

En *El secreto*, se habla de tres pilares de la manifestación: pedir, creer y recibir. Se menciona que no necesitamos preocuparnos por el *cómo*, y, aunque todos hemos oído hablar de historias extraordinarias de manifestación, creo que el proceso real puede ser más complejo. Por ejemplo, si quieres cambiar de trabajo, no basta solo con visualizarlo. Tienes que actuar: buscar trabajos, enviar currículos y contactar con profesionales de tu área en LinkedIn. En resumen, creo que la acción es una parte esencial del proceso de manifestación, no solo visualizar.

1 Barcelona, Obelisco, 2012.

Hay muchas formas de manifestar, y la magia sexual no es el único método que yo utilizo. La he combinado con la meditación, las piedras preciosas, las afirmaciones, el *journaling*, y otros potenciadores que ya vimos en capítulos anteriores, y no necesariamente añado el componente sexual. También he usado la ley de la atracción.

Creo que el proceso de la manifestación sigue un camino, y hay muchos caminos que pueden llevarnos al mismo destino. Es cuestión de encontrar el que más resuene en ti.

He creado un diagrama de Venn para mostrar mi perspectiva sobre el proceso de manifestación, que ilustra cómo en diferentes elementos se cruzan la acción, la intención y la receptividad para crear el camino hacia la materialización de tus deseos.

El proceso de manifestación

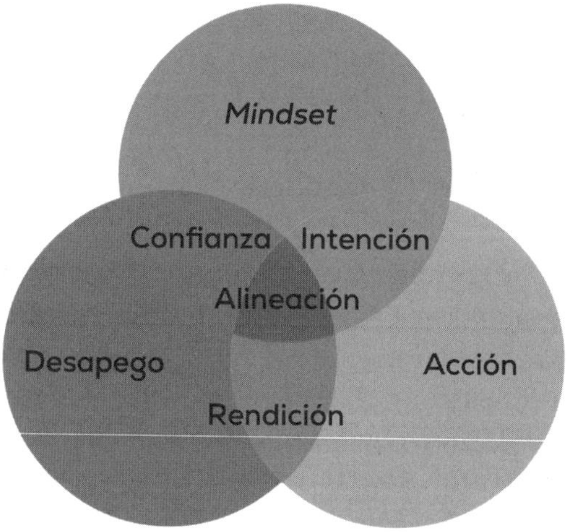

Siempre he considerado que la manifestación sigue un proceso, similar al diagrama de Venn que se muestra arriba. Este proceso se basa en tres pilares principales: el *mindset*, que se refiere a tus creencias personales o tu mentalidad; la acción, que puede implicar acciones directas que ayudarán a manifestar tu deseo —cómo buscar trabajo en internet, o crear espacios y ser receptivo a lo que deseas—; y, por último, el desapego, que significa no estar muy apegado al resultado, es decir, aceptar que tu deseo se manifieste o que no lo haga.

Este enfoque no se limita únicamente a la magia, sino que también se puede aplicar a otras modalidades de manifestación.

Ahora, exploremos estos conceptos con más detalle.

Mindset

Comencemos por el concepto de *mindset*, una palabra inglesa que se refiere a la actitud mental con la que interpretas y respondes a las situaciones. Tener el *mindset* adecuado significa creer en uno mismo o misma, mantener una actitud positiva, mostrar apertura al aprendizaje y al crecimiento, y poseer amor propio, sabiendo que eres digno o digna de lo que estás pidiendo. El *mindset* es la base de todo.

Piensa en alguien con una mentalidad negativa que siempre se queja de todo; todos conocemos a una persona así. Para este tipo de persona, estas técnicas pueden no ser efectivas porque, en el fondo, no creen que puedan cambiar, no saben que tienen la capacidad de hacerlo, o siempre esperan que las cosas salgan mal. Sin una actitud positiva y apertura al cambio, las posibilidades de éxito disminuyen significativamente.

En pocas palabras, el *mindset* es la manera en que uno piensa sobre sí mismo, sobre los demás y sobre el mundo en general. No solo abarca las creencias y los pensamientos de una persona, sino también cómo estos afectan a sus emociones, comportamientos y acciones. Un *mindset* positivo tiende a estar asociado con la apertura a nuevas experiencias, la resiliencia frente a los desafíos y una actitud optimista hacia el futuro, mientras que un *mindset* negativo puede limitar el crecimiento personal y generar obstáculos para alcanzar metas y sueños.

Para un *mindset* positivo, conviene tener autoestima, saber que mereces lo que deseas y, sobre todo, creer que es posible tenerlo. Para tener el *mindset* adecuado para manifestar conviene estar libre de dudas.

Intención

Una vez que has cultivado un *mindset* adecuado, el siguiente paso es definir claramente tu objetivo. Debe ser algo que realmente desees, que sea tangible y alcanzable, y que creas que mejorará significativamente tu vida en un futuro cercano. Todo comienza con la intención, que actúa como la semilla de todo lo que deseas manifestar.

Acción

Manifestar no es solo un acto de deseo, sino de participación activa. Esto incluye creer en tu visión, visualizar el resultado final, preparar el espacio en tu vida para este resultado, y tomar medidas directas para hacer que ocurra. Cada uno de estos pasos es vital: la creencia fortalece tu convicción, la visualización aclara tu visión, crear espacio te prepara para recibir, y la acción directa es el puente entre el deseo y su materialización.

Rendición

Una vez que has puesto en marcha tus acciones, llega el momento de la rendición. Este paso puede ser el más desafiante, ya que implica soltar las riendas y confiar en que el universo trabajará a tu favor. Rendirse no significa renunciar a tu deseo, sino liberarte del apego a cómo y cuándo se cumplirá tu intención, permitiendo que las cosas fluyan en el tiempo y de la forma correctos.

Desapego

El desapego está estrechamente ligado a la rendición. Consiste en mantener la paz interior con cualquier resultado, tanto si lo que has manifestado se concreta como si no. El desapego es crucial, porque te libera de la ansiedad y de la decepción que pueden surgir si las cosas no se desarrollan exactamente como esperabas.

Confianza

Finalmente, la confianza es el cemento que une todos los pasos del proceso de manifestación. Confía en que lo que necesitas llegará a ti en el momento adecuado y de la forma más adecuada. Mantener esta confianza inquebrantable en el proceso y en la benevolencia del universo es esencial para mantener una vibración alta y alineada con tus deseos.

Alineación

En medio del diagrama Venn, encontramos la alineación.

En el contexto de la manifestación, buscar la alineación puede simplificar considerablemente el proceso de manifestación, y en algunos casos, podría decirse que hasta permite un atajo hacia la realización de tus deseos.

Mantener la alineación significa que tus pensamientos, emociones y acciones están en completa armonía con lo que deseas manifestar. Esta alineación crea una frecuencia vibracional que atrae lo que deseas hacia ti de manera más directa y eficiente.

Hay muchas maneras de llegar a un estado de alineación para que todo fluya hacia ti sin resistencia. Tener mucha claridad en la intención puede ayudar, ya que proviene de un profundo conocimiento de tus verdaderos deseos, no solo de lo que crees que deberías querer según las expectativas de otros. La claridad simplifica el proceso al eliminar las dudas y concentrar toda tu energía en un objetivo definido.

Cuando estás alineado o alineada, tus emociones respaldan tus intenciones. Sientes entusiasmo, paz y alegría al pensar en tus deseos, en lugar de ansiedad, miedo o duda. Esta armonía emocional amplifica tu capacidad para atraer lo que deseas, ya que el universo responde no solo a tus intenciones verbales o mentales, sino también a las señales emocionales que emites.

Algo muy importante para llegar a un estado de alineación es asegurar que tus acciones diarias apoyen tus intenciones. No hay contradicciones entre lo que deseas y lo que haces. Cada paso que das es un reflejo de tus metas y contribuye a su manifestación. Esto elimina la dispersión de energías y focaliza todos tus recursos en la realización de tu visión.

La alineación te abre a experimentar sincronicidades —coincidencias significativas que te acercan a tus metas—. Estas no son simples casualidades, sino signos de que estás en el flujo del universo, y el universo mismo te está guiando y apoyando en tu camino.

Finalmente, la alineación trae una confianza intrínseca en el proceso de manifestación. Sabes que lo que deseas está en camino, porque sientes esa certeza interna, no solo como una creencia, sino como una realidad vivida. Esta confianza disminuye la necesidad de controlar cada detalle y te permite rendirte y desapegarte de los resultados específicos.

En resumen, buscar la alineación en el proceso de manifestación es efectivamente un método para simplificar y acelerar el logro de tus objetivos. Cada parte de ti trabaja en conjunto hacia la misma meta, haciendo que el proceso sea más fluido y la manifestación más accesible.

La alineación y la frecuencia son conceptos clave en el ámbito de la manifestación y están estrechamente relacionados entre sí. Ambos términos hacen referencia a cómo nuestras vibraciones internas se conectan con el mundo externo para atraer experiencias y resultados acordes a nuestras intenciones.

Frecuencia

La frecuencia es el nivel vibracional en el que operas. En el ámbito de la manifestación, se dice que el universo responde a las vibraciones que emites. Cuanto más alta es tu frecuencia, más fácilmente atraes experiencias y resultados positivos. Una alta frecuencia está asociada con emociones como el amor, la gratitud, la alegría y el entusiasmo, mientras que una baja frecuencia se asocia con emociones como el miedo, la rabia, la tristeza o la desesperación.

La clave para elevar tu frecuencia es adoptar pensamientos y emociones positivas y vivir de acuerdo con tus valores y propósitos. Puedes aumentar tu frecuencia a través de prácticas como la meditación, la gratitud, el ejercicio, el disfrute de la naturaleza, las relaciones significativas y el servicio a los demás.

Existe una conexión entre alineación y frecuencia, porque cuando estás alineado o alineada, tu frecuencia tiende a ser más alta. La alineación crea un flujo constante de energía positiva porque no hay conflicto interno ni disonancia. Todo en ti está trabajando por el mismo objetivo, lo que genera una vibración positiva y consistente.

Cuando estás alineado o alineada y emites una alta frecuencia, el proceso de manifestación se vuelve más fluido. Atraes a personas, oportunidades y experiencias que resuenan contigo y te acercan a tus metas. En este sentido, la alineación te ayuda a mantener una alta frecuencia, y una alta frecuencia te permite manifestar con mayor facilidad y rapidez.

En resumen, la alineación te coloca en un estado de coherencia interna que facilita la manifestación, mientras que una alta frecuencia crea la atmósfera vibracional necesaria para atraer resultados positivos. Ambos conceptos se complementan, creando un entorno propicio para que tus deseos se materialicen de manera armoniosa y con un mínimo de resistencia.

Todos tenemos épocas en la vida en las que las cosas fluyen y cada suceso positivo parece atraer a otro. Recuerdo cuando vivía en París como estudiante. No estaba al tanto de conceptos como la ley de la atracción o la manifestación, pero mi vida iba genial en todos los aspectos: dinero, oportunidades profesionales, amistades, amor, diversión y viajes. Gente que me apoyaba tanto a nivel personal como profesional. Nunca había vivido algo así antes. Mi actitud abierta, siempre con una sonrisa y con autoconfianza, hacía que cuando llegaban las oportunidades, me sintiera agradecida, pero también sentía que me lo merecía y esperaba incluso más bendiciones. Y así fue.

Otra época fue el verano después de descubrir la manifestación orgásmica. Especialmente a nivel profesional, se abrieron muchas puertas, incluso algunas que nunca esperé que se abrieran.

EJERCICIO
CÓMO ATRAER LA ALINEACIÓN Y UNA ALTA FRECUENCIA

Piensa en un momento en tu vida en el que sentiste que las oportunidades y las alegrías te llegaban de todas partes.

◊ ¿Cómo era tu actitud en ese entonces?

◊ ¿Qué ha cambiado en comparación con hoy?

◊ Tómate un momento para conectar con ese *mindset* de entonces y trata de reconectar con esa energía que te atrajo tantas cosas buenas.

PUNTOS CLAVE

◊ *El secreto* de Rhonda Byrne presenta tres pilares para la manifestación: pedir, creer y recibir. Sugiere no preocuparse por el *cómo*, pero el proceso real puede ser más complejo.

◊ La manifestación no se trata solo de visualizar, sino también de emprender la acción. Por ejemplo, para cambiar de trabajo, se necesita buscar oportunidades, enviar currículos y aprovechar los contactos profesionales.

◊ Los componentes clave del proceso de manifestación son los siguientes:

◊ *Mindset.* Tener la mentalidad adecuada es fundamental. Implica creer en uno mismo, ser positivo, abierto al aprendizaje y resiliente. Un *mindset* positivo es crucial para la manifestación. La actitud abierta, la autoconfianza y la positividad ayudan a atraer las cosas buenas. Un *mindset* negativo puede limitar el crecimiento y la capacidad de manifestar.

- ◊ Intención. Definir claramente el objetivo deseado es esencial. Debe ser algo que realmente desees y que mejore tu vida.
- ◊ Acción. Participar activamente en el proceso de manifestación mediante acciones directas y crear espacio para lo que deseas resulta crucial.
- ◊ Rendición y desapego. Rendirse significa soltar el control y confiar en el proceso. El desapego implica mantener la paz con cualquier resultado.
- ◊ Confianza. Supone confiar en que lo que necesitas llegará en el momento y la forma adecuados.
- ◊ Alineación. Implica que tus pensamientos, emociones y acciones están en sintonía con tus deseos y objetivos. La alineación tiende a elevar la frecuencia, creando un entorno propicio para la manifestación. Te abre a experimentar sincronicidades, a confiar en el proceso de manifestación y te permite rendirte al flujo del universo.
- ◊ Frecuencia. Se refiere al nivel vibracional en el que operas, con emociones positivas elevando la frecuencia.

Capítulo 19

LO QUE ES PARA TI, SERÁ

Una meta no siempre está destinada a ser alcanzada; a veces, sirve simplemente como algo a lo que apuntar.

BRUCE LEE

Cuando tarda o no funciona

Cuando mi magia comenzó a funcionar mientras vivía en aquel ático en la playa, por primera vez en mi vida, estaba disfrutando de una vida cómoda. Aunque no soy materialista, me gusta tener calidad de vida. Disfruto de la mejor comida orgánica de temporada y local, y me gusta mimarme con masajes, pedicuras, tratamientos y otras experiencias de autocuidado.

Sin embargo, a medida que abrazaba esta nueva sensación de abundancia, me di cuenta de que mi diminuto apartamento de veinte metros cuadrados ya no reflejaba mi estado actual. Estaba cansada de subir noventa escaleras varias veces al día y, aunque había invertido en una cama nueva con varias almohadas, todavía no tenía espacio para una mesa de comedor y debía comer en el sofá o de pie en la cocina.

Decidí que era hora de mudarme y me propuse buscar un nuevo lugar que se adaptara a mi estilo de vida. Hice una lista de las características que deseaba y comencé a pasear por el barrio donde quería vivir. Frecuentaba las tiendas del barrio al que deseaba mudarme, imaginando que pronto se convertirían en mis lugares habituales para hacer compras.

Durante esa época, practicaba magia sexual, visualizando mi nueva vida en un apartamento más grande y cómodo. Usaba la técnica de erotizar el deseo para imaginarme en mi nuevo hogar, descalza sobre un suelo de parqué, disfrutando de un espacio soleado y, por supuesto, de otras experiencias agradables, como recibir un exquisito *cunnilingus* de un misterioso amante sobre mi nueva cama.

Esta fantasía se convirtió en un ritual frecuente, pero no solo me quedaba en la visualización: también buscaba apartamentos en internet y programaba visitas a los que tenían las características que quería. Sin embargo, me encontré con la típica situación de que las fotos de internet no reflejaban la realidad, o los lugares que me gustaban ya estaban alquilados, o mis ofertas eran rechazadas. Con cada decepción, empezaba a sentirme desanimada y me preguntaba por qué encontrar el lugar perfecto parecía tan difícil.

Con la llegada de la pandemia, las visitas a pisos se volvieron imposibles, lo cual me permitió dedicar más tiempo a la lectura y al estudio de temas espirituales, centrándome especialmente en la energía y magia sexual. A pesar de aprender y practicar nuevas técnicas, el piso que tanto deseaba no se materializaba. Los meses pasaban y cada visita fallida solo servía para aclarar aún más lo que quería, aunque empecé a dudar de la eficacia de la magia sexual. Parecía que, cuanto más aprendía, menos funcionaba. Sin embargo, opté por no caer en la desesperación y desarrollar la paciencia, sosteniendo la firme creencia de que aquello que es verdaderamente para mí llegaría a su tiempo.

Un año después de iniciar mi búsqueda, encontré un piso en internet que parecía bastante normalito, pero cumplía con mis requisitos en cuanto a tamaño y ubicación. Decidí visitarlo y, para mi sorpresa, era mucho más bonito de lo que las fotos sugerían. Al entrar, sentí una energía positiva y, lo más sorprendente de todo, era que coincidía con el piso que había visualizado mientras practicaba magia sexual, imaginando recibir *cunnilingus* en un entorno soleado.

Hice una oferta de inmediato y fue aceptada sin demora. Ahora estoy escribiendo esto desde mi nuevo hogar, y soy feliz al recordar cómo llegué hasta aquí. Mientras preparaba cajas para la mudanza, encontré un papel donde había anotado exactamente lo que deseaba en mi nueva casa. Me sorprendió que todo coincidía al cien por cien con lo que había encontrado, lo cual me llenó de alegría. Este descubrimiento me hizo darme cuenta de que el universo tiene su propio tiempo y que no siempre nos entrega lo que deseamos cuando lo queremos.

Todo llega a su debido tiempo, exactamente cuando debe llegar.

Creo que es fundamental ejercer la paciencia al realizar cualquier ritual de manifestación y comprender que el hecho de no obtener resultados inmediatos no implica que no funcione. Hay deseos que no he logrado materializar, pero con el tiempo me doy cuenta de que eran cosas que ya no quería, así que en retrospectiva me alegra que no se hayan materializado.

También he tenido grandes deseos que quizá no se alineaban con mis propios criterios de realismo. Probablemente, no se manifestaron porque yo misma no creía completamente en su posibilidad. Al final, no puedo saber si fue por falta de fe o simplemente porque no era el momento adecuado. En cambio, otros deseos se han cumplido casi instantáneamente.

A menudo me pregunto cuántas veces es necesario repetir un ritual con la misma intención. Ahora lo veo de esta manera: si estás en un café y pides un café al camarero, confías en que una sola petición sea suficiente para que te sirvan lo que has pedido. Sin embargo, si pasa el tiempo y parece que se han olvidado de ti, no está de más recordarle amablemente al camarero tu solicitud. Sería como un recordatorio de que aún esperas lo que pediste. No obstante, insistir cada dos minutos sería excesivo y probablemente poco educado.

En mi opinión, está bien pedir una vez y quizá hacer un seguimiento ocasional para recordar al universo lo que deseas, pero obsesionarse no resulta beneficioso. Es esencial mantener la confianza de que lo que te está destinado, será tuyo en el momento adecuado. Y si no llega nunca, era algo que no te convenía seguramente.

Porque lo que es para ti será.

CONCLUSIÓN

Hemos llegado al final de nuestro viaje mágico juntos. Espero haber cumplido mi propósito de enseñarte nuevas maneras de vivir y percibir la sexualidad, y de mostrarte el verdadero poder y el potencial de la energía sexual.

Espero que comiences a disfrutar del autoplacer de una forma diferente, y si tienes una pareja con una mentalidad abierta a estos temas, podáis explorar y experimentar juntos toda la magia que hay a vuestra disposición.

Más allá del sexo, deseo que las herramientas que he compartido contigo te sirvan tanto como me sirvieron a mí. A veces necesitamos tocar fondo para volver a crecer. Eso fue lo que me ocurrió, y la magia me iluminó el camino para aprender y descubrir tantas cosas que me dieron paz, esperanza y optimismo —como los ritmos binaurales, la meditación, las piedras y todo aquello de lo que te he hablado en estas páginas— que no puedo menos que estar agradecida al universo.

Ahora es el momento de dejar el libro a un lado y empezar a poner en práctica lo aprendido, literalmente. Como amante de la lectura, siempre digo que no importa tanto lo que lees, sino lo que haces cuando cierras el libro.

¡Te deseo muchos éxitos mágicos!

AGRADECIMIENTOS

Quiero agradecer a Toñi Ramiro, a David Figueras y a todo el equipo de Luciérnaga por ayudarme a manifestar este libro.

Quiero expresar mi más sincero agradecimiento a las personas que me ayudaron a organizar talleres sobre magia sexual y a aquellas que asistieron con entusiasmo y curiosidad. Su participación y su apoyo han sido cruciales para el éxito de estas experiencias.

A mi familia y amigos, gracias por estar siempre a mi lado y por brindarme su amor incondicional, incluso cuando no comparten mis creencias. Su comprensión y aceptación son un pilar fundamental en mi vida.

A mis seguidores, gracias por ser una fuente constante de inspiración y por reflejarme mi propia luz. Su apoyo me motiva a seguir adelante con mi misión de promover el autoamor holístico y compartir conocimientos valiosos.

Estoy agradecida al universo y a Dios por permitirme vivir en una época y en un lugar en que puedo hablar y escribir libremente sobre estos temas sin temor a ser castigada. Me siento agradecida de tener la oportunidad de compartir mis ideas con otros.

Quiero agradecer también a todas las personas que, antes que yo, enseñaron y compartieron información, técnicas y conocimientos sobre estas prácticas, incluso arriesgando su bienestar personal. Su valentía y generosidad han allanado el camino para que otros puedan aprender y crecer.

Finalmente, gracias a ti por comprar y leer este libro. Si has llegado hasta aquí, tu interés y apoyo significan mucho para mí.

¡Muchas gracias de corazón!